每日一分鐘強化腰腿健康操

健康操 任何年齡都適用的七招體操
打造一生健步如飛的身體

高子大樹——著
莊雅琇 譯

審定序

無論是什麼運動，開始動起來就對

文／身體疼痛專家．原力復健科診所院長　侯鐘堡

生平第一次審定別人的著作，對於自己來說真是戒慎恐懼，深怕在「日文↓中文」翻譯的過程有錯誤的地方沒看到，而造成讀者的誤會或不理解。

本書強調的是每日用簡單的七個動作，來訓練人體直立的肌肉，達成促進平衡能力、預防跌倒，走路更有力的成果。很簡單實用的七個動作，就算是從來沒有在運動的人，或是家中沒運動習慣、不知道如何開始的長輩，都可以很輕易上手。

在這裡先列出七項標題，你可以見書內詳細的作法：1 氣球呼吸法 2 Shae體操

3腳趾猜拳4節拍器體操5超猛深蹲6芭蕾站姿7平衡行走。

至於「跌倒」這件事為何如此重要？

堡醫師年輕讀醫學院時，深不知「跌倒」這件事對於人類的健康有多大的影響。認為「跌倒」不就快點站起來就好？殊不知是我當時才疏學淺，臨床經驗大大不足造成的誤判。

那時候，學業的重心在於人體複雜的構造，繁瑣的生化機制：腦部各個區塊的功能、脊髓神經如何傳遞神經訊息。或是糖尿病、高血壓、血脂肪、心血管疾病、血管內皮粥狀鈣化、癌細胞變化的病理過程等等。然而，實際進入到臨床，開始接觸大量患者後發現，「跌倒」才是對人體最直接根本的傷害！

許多長輩突然離世的原因，並非赫赫有名的惡性腫瘤、心血管疾病等問題，而是「突然一次的跌倒」之後，造成髖關節骨折、脊椎骨折，從此之後一病不起。

跌倒造成的髖關節骨折，一年內死亡率高達二十％，遠高於新冠肺炎、癌症、冠心病等等導致的一年內死亡率。髖關節骨折造成身體活動力降低、臥床造成失能及肌少症、骨質疏鬆，緊接著來的死神：肺炎、肺積水，最後因心肺衰竭而離世。

因此對於長者，跌倒的預防絕對是第一重要的。

本書有一個很簡單的方式，檢測你是否有平衡機能的問題：「睜眼單腳站立」是否能超過二十秒。

方法很簡單：距離牆壁五十公分處，單腳往前抬起約五公分高，測試是否能撐超過二十秒，就是測試腿部肌力與平衡功能最有效的方法。

如果你不行，表示你需要積極的訓練平衡與肌力。否則跌倒及其嚴重的後遺症就在等著你。

前陣子許多社群媒體在討論「運動效果」，到底是「有氧運動」好，還是「肌力運動」好？各個流派都有他們的立場，提出許多各自的優點與缺點。

然而身為一位臨床的復健科醫師，接觸到許許多多的高齡患者，有氧運動好還是肌力運動好並不是最重要的事情，而是「無論是什麼運動，開始動起來就對！」

這句話的感覺就像是：「黑貓白貓，會抓老鼠的就是好貓。」

因此醫師們均積極鼓勵大家動起來，是最重要的第一步。凡是起頭難，現在就開始做簡單的運動吧！

前言
千萬不要讓高齡者跌倒！

我之所以寫這本書，是因為年逾七十的父親摔倒了。

兩年前，我父親正與母親前往健行，卻在電車裡突然昏倒。

當母親驚慌失措地通知我，我首先懷疑是不是中高年齡層常見的「腦梗塞」（腦中風的類型之一）。

父親當下被緊急送往離我經營的整骨院不遠、京急金澤八景站的醫院急救開刀，所幸撿回一條命。

我頓時鬆了一口氣，不過，醫師告訴我的病名很陌生，是「**慢性硬腦膜下血腫**

（CSH）※」。

※慢性硬腦膜下血腫，指頭部受到外傷一至兩個月後，覆蓋腦部的硬腦膜與大腦間隙因出血形成血腫，使大腦受到壓迫，造成頭痛或失智症、單側麻痺導致不良於行等疾病。常見於高齡男性。

事實上，我父親在昏倒前兩個月就因為樓梯踩空而摔倒撞到頭部。

可是父親卻嫌「從樓梯上跌下來很丟臉」，一直瞞著母親。

結果**當時頭部撞傷造成的瘀血，就在兩個月期間逐漸壓迫父親的腦部……**。

替父親開刀的醫師說：「再晚一天，可能救不回來了。」我聽了十分錯愕。

因為父親只是在住慣的家裡從樓梯上摔倒，竟然就有性命之憂。

僅僅摔倒而已，但就是這麼嚴重！

父親幸運逃過一劫，那時候的經歷使我刻骨銘心，深深覺得：「千萬不要讓高齡者跌倒！」

我也因為這件事，開始認真研究可預防高齡者跌倒的體操。

研究的成果便是**「掃黑健康操」**。

我深信只要實踐本書所介紹的「掃黑健康操」，就能有效預防高齡者跌倒。

我很想讓更多高齡者知道「掃黑健康操」，幫助他們避開跌倒的風險！

——這份心願，便是我寫這本書的原動力。

「年紀大了」，因為這樣就放棄還太早！

「年紀大了，沒用了啊……。」

「年紀大了，只能忍著了……。」

你有沒有把自己體力衰退的原因，全賴給「年紀大了」呢？

當年齡增長，肌力確實容易衰退，恢復能力也變慢。

不少高齡者稍微有一點段差便容易絆倒，一不留神就摔倒骨折而住院，結果病情急轉直下而臥床不起。

儘管如此，也不必因為「年紀大了」而心灰意冷。

就算到了七十歲或八十歲，還是可以讓衰退的肌力回春。

也不需要上健身房進行高強度的肌力訓練。

每天只需做一分鐘簡單的「掃黑健康操」，任何年齡層都能強化衰退的肌力。

「我過去都沒怎麼運動，現在開始會不會太晚？」

「稍微運動一下就好，根本是安慰自己吧？」

也許有人會這麼想，但是請放心。
過去沒怎麼運動的人，更容易鍛鍊肌肉。
換句話說，**只要稍微運動一下，就能鍛鍊肌肉**。
「肌肉不會背叛你」，這句話在NHK的《大家一起做體操練肌力》節目中掀起熱潮，對高齡者而言當然也不例外，**肌肉絕對不會背叛你**。

臥床的老爺爺能夠走路了！

事實上，有位臥床而無法自行翻身的七十多歲男性，經過運動指導實行鍛鍊**腰大肌**（髖關節周圍的肌肉）的伸展操後，逐漸恢復肌力，約一個月後就**能自行翻身了**。
一旦臥床，肌力就會在沒有使用的情況下陷入慢慢衰退的惡性循環。

不過，為避免這種情形發生，若是能在躺著的情況下持續做一點運動，過了四個月左右就能**自行起身**。

再持續運動鍛鍊肌力的話，過了半年就能恢復到**自己健步如飛上健身房**的地步。

還有一位八十多歲的臥床男性，經過運動指導慢慢鍛鍊肌力後，三個月左右就**能起身走路**了。

當他臥床不起時，跟他說話總是繃著臉不發一語，使得照護他的家人也個個鬱悶疲憊。

但是，當他堅持復健鍛鍊肌力而恢復行走能力後，他自己也能**開開心心與人說話**，家人也有別以往，變得開朗許多。

「爺爺又能走路，真是太好了！」

讓他的家人恢復開朗笑容的，正是「拜肌肉所賜」。

這樣的事例一點也不稀奇。

如果沒有鍛鍊肌力，那些臥床的人至今一樣臥床不起吧。

因此，身上有沒有肌肉，人生的品質也會截然不同。

話雖如此，也沒必要把自己練成胸部與肩膀肌肉發達的大力士。

應該鍛鍊的是不可或缺的**「抗重力肌」**（Antigravity Muscles），讓高齡者得以保持身體姿勢。

一如字面所說的，「抗重力肌」指的是「對抗重力的肌肉」，分布在背部、腹部、臀部、大腿與小腿。

長期待在外太空而遠離地球重力的太空人，便是不太使用抗重力肌，導致腰腿因為抗重力肌衰退而變弱。

「掃黑健康操」正是能夠輕鬆有效鍛鍊抗重力肌的體操。

「我擔心運動不當而肌肉疼痛……。」

不少人會擔憂這一點，不過，「掃黑健康操」是**能配合個人情況輕鬆持續的安全體操**，大家可以放心實踐。

我之所以研發這套「掃黑健康操」，是希望來我經營的整骨院看診的高齡病患，能夠一輩子過著不必臥床的健康生活。

我的父母也是七十多歲的高齡者。

這本書也算是一封情書，

誠心期盼心中最愛的父母：

「永遠健康有活力。」

想要永遠健康有活力，

最重要的就是不要讓肌肉衰退。

你能用單腳站立幾秒？

「話說回來，我的肌肉到底衰退多少……？」

有這樣疑慮的人，請務必試試一分鐘就能完成的簡單測試。

1 身體面向牆壁，赤腳站在距離牆壁約五十公分處。

2 雙眼睜開，雙臂朝下，左右任一腳向前抬起約五公分。

3 請測量經過幾秒鐘後，身體會搖搖晃晃、踩在地板上的腳也偏移位置、抬起來的腳因為撐不住而碰到地板、身體也失去平衡而伸手扶住牆壁。

試試看，你能用單腳站立幾秒呢？

睜眼單腳站立

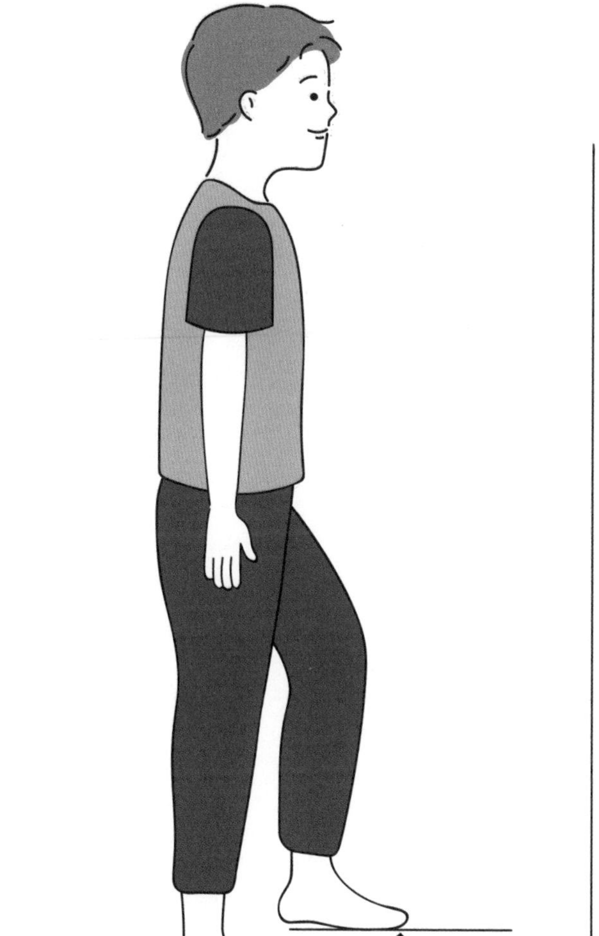

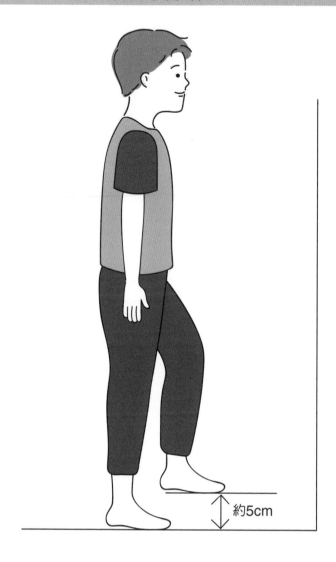

無法單腳站立二十秒以上的人，肌力很有可能正在衰退。

「睜眼單腳站立」，便是測試腿部肌力與平衡功能的評估方法。

日本厚生勞動省推出一項數據目標，「能睜眼單腳站立超過二十秒的七十五歲以上高齡者，男性要達到六〇％以上、女性要達到五〇％以上。」目的在於減少高齡者因年紀增長而腿力衰退、行走困難的情形。

每天持續「掃黑健康操」，

就能睜眼單腳站立超過二十秒。

我曾擔任防護員照護專業運動選手，除了整體及整骨以外，我也學習解剖學與最新知識，就整個相關院所來說，我目前治療的病患一年就超過一萬人。

於是，我根據過往的治療經驗，推廣「只要知道疼痛的黑幕，就能治好疼痛」的「疼痛掃黑療法」。疼痛掃黑療法是劃時代的療法，**「幾乎所有疼痛都另有原因，考**

量整個身體的情況，便能治好束手無策的疼痛」。

「掃黑健康操」便是以長年來各種治療實績與醫療理論為基礎，適合高齡者的運動方法。

用正確知識保健身體！

「我對自己的體力沒信心……。」

「我不擅長運動……。」

我建議這樣的人務必試試「掃黑健康操」。

「氣球呼吸法」、「Shae體操」、「腳趾猜拳」、「超猛深蹲」等等，每一項都是只要輕鬆愉快做一分鐘就好的簡單體操。

從躺在被窩裡就能做的輕鬆伸展操，到實際強化肌力，只要持續做完這一套七式的體操，**自然能夠增強肌力，使身體驚人地活動自如**。

「掃黑健康操」不但能**強化腰腿**，效用也因人而異，例如**減輕腰痛或肩膀痠痛、改善胃寒或便秘、調整睡眠品質不再容易疲勞**。

閱讀本書後，想必能理解為什麼增強肌力就能減緩身體不適的情況。

話說回來，美國首屈一指的耶魯大學研究團隊，曾歷時十二年調查三六三五名五十歲以上人士的平均閱讀時間與壽命的關聯，結果顯示**有閱讀習慣的人比沒有閱讀習慣的人多活二十三個月**。

請各位務必認真閱讀本書，強化肌力延年益壽。

就從今天開始做「掃黑健康操」吧！

第1章　不論幾歲都能提高肌力！

第2章 高齡者愈能展現鍛鍊肌力效果的原因

第3章

提高肌力 打造不會生病的身體！

第4章

簡單又輕鬆！做「掃黑健康操」打造不會臥床的身體！

第5章

肌肉絕不會騙你！儲存你的健康與幸福！

第1章

不論幾歲都能提高肌力！

腰腿硬朗的人與老了會臥床的人有什麼不一樣？

日本人的平均壽命為男性八一．二五歲、女性八七．三二歲，男女壽命都比過去提高（出自日本厚生勞動省二〇一八年的資料）。

即使與全球平均壽命相比，日本男性排名第三、女性排名第二，男女皆以長壽傲視全球。

然而，**不需要照護及協助、可以自立生活的「健康壽命」，男性約九年，女性約十二年，比平均壽命還要短**。

相較於美國及英國、德國等歐美先進各國，日本的健康壽命明顯較短。

換句話說，日本雖然是世界數一數二的長壽國家，但是有可能到了晚年平均會臥床十年左右。

當然，這只是平均值，各人的健康差距實際上更大。

不論到了九十歲或一百歲，有些年長者的腰腿依舊硬朗，但也有些年長者餘生臥床二十年以上。

不管活到幾歲，有的人腰腿硬朗，有的人臥床不起。

究竟是什麼造成如此天壤之別？

關鍵在於是否有肌肉。

肌肉一旦衰退，便難以支撐自身體重所施加的重力，導致姿勢不良的情況愈來愈嚴重。

慢性姿勢不良會使身體各處出現疼痛或發麻等情形，例如腰痛及肩膀痠痛、膝蓋疼痛等等。

如果置之不理不努力改善情況，就得仰賴枴杖或輪椅才能行走，最後甚至臥床不起。

不過，若是能讓支撐身體的肌肉不衰退，不管到了幾歲都能用自己的腰腿健康過活。

生活品質會因為是否有肌肉而截然不同。

各位知道「二〇二五年問題」嗎？

據說到了二〇二五年左右，日本的人口約有**三〇%是六十五歲以上，每五人就有一人是七十五歲以上**的後期高齡者。

由於目前的醫療機構與照護設施不足以容納持續增加的高齡者，因此，不難想像往後的高齡者也很難接受適當的醫療與照護。

「若是不好好照顧自己的身體，將嚴重影響日常生活。」

而這樣的時代已迫在眉睫。

2025年問題

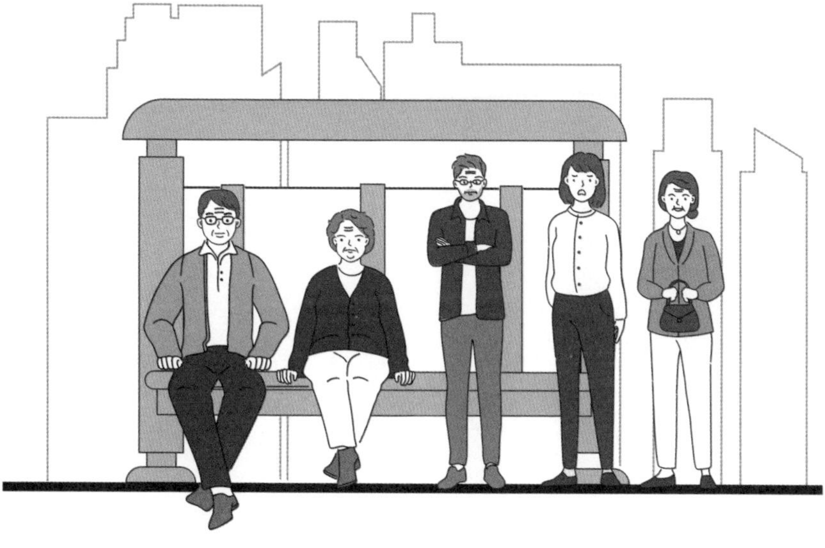

65歲以上佔30%，每五人就有一人是75歲以上！

出乎意料的是
大多數高齡者都在住慣的家裡跌倒

「要是四處亂走不小心受傷了，反而會造成別人的困擾，還是安分一點乖乖待在家裡比較好。」

有的年長者會有這種想法，不過，根據國民生活中心的調查，大多數高齡者最常跌倒的地方不是在戶外，反而是在住慣的家裡，例如客廳或臥室、樓梯、走廊、玄關、浴室等等。

也就是說，**「待在家裡一定安全」未必是正確的**。

為什麼有人會在自己住慣的家裡跌倒呢？

原因**大多是大腿根部的腰大肌衰退，無法如預期順利抬起腿，以致稍微有一些段**

差，就很容易絆倒。

腰大肌肩負抬腿的重要功能，卻是高齡者最容易衰退的肌肉。

我在整骨院也苦口婆心的告訴病患：

「不想跌倒的話，就要鍛鍊腰大肌。」

要鍛鍊腰大肌！

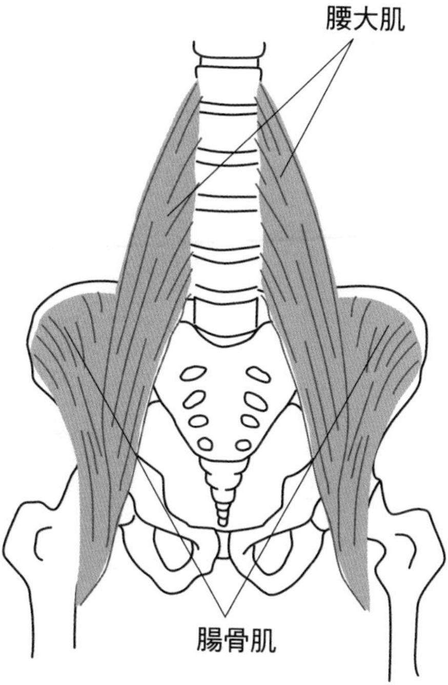

腿部除了腰大肌以外，全身將近七〇％的肌肉都集中在此處。

腿部肌力一旦衰退，自然很難像年輕時候活動自如地抬腿。

就算自己想抬起腿，動作也比以前小，抬起來的速度也變得遲緩，這點誤差就會打亂腳步，增加跌倒的風險，

因此，鋪在玄關等處的小型地毯或浴室裡的吸水墊，這**一點點段差對於肌力衰退的高齡者來說都很危險**。

日常生活中無關緊要的場面，對肌力衰退的高齡者而言，時常伴隨跌倒的風險。

若是像《海螺小姐》（サザエさん）那樣的漫畫世界，也許跌倒後還可一笑置之。

但是現實生活中真的滑倒的話，有可能一輩子臥床不起，絕對不是開玩笑。

高齡者容易跌倒的場所

意外發生場所明細（室內）

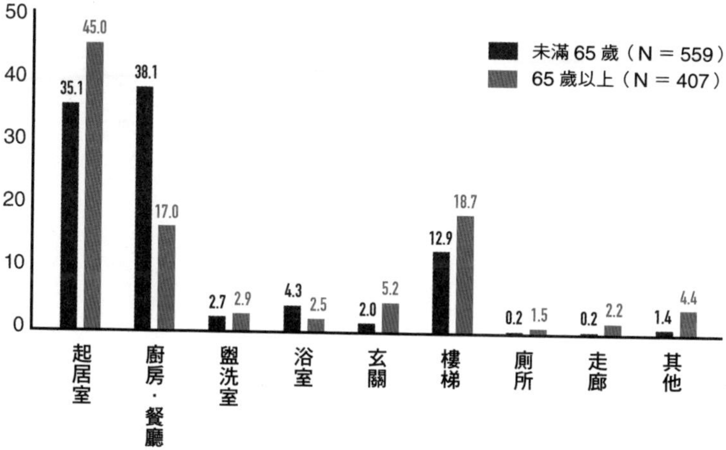

出處：國民生活中心 「從醫療機構網路事業探討家庭內意外 高齡者篇」

整骨院常見的案例

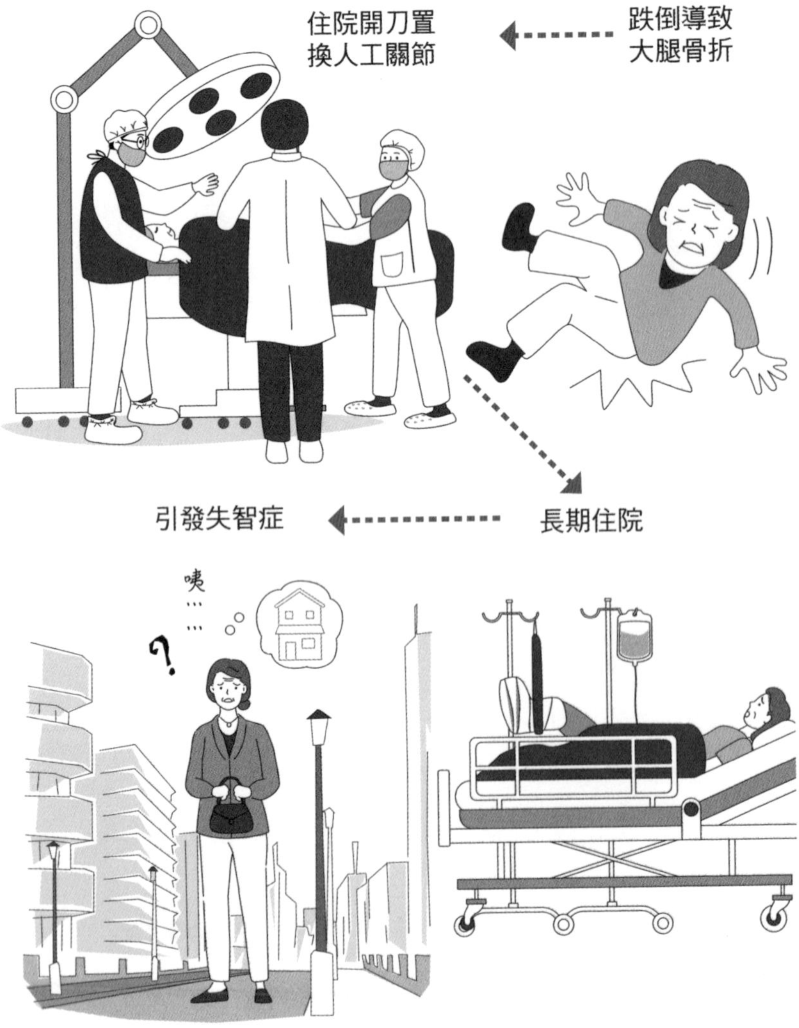
住院開刀置換人工關節
跌倒導致大腿骨折
引發失智症
長期住院
咦……

為避免以上情況發生，希望各位高齡者務必提醒自己：
「一定要強化肌肉讓自己千萬不能跌倒！」

全世界最久坐不動的日本人健康情況堪慮！

「我為了不增加腰腿負擔，平常都窩在柔軟舒適的沙發上，別擔心啦。」

「我平時都坐在自己最愛的椅子上看電視或看書。」

應該有不少人都是這樣，但是**坐姿輕鬆，未必不會造成身體的負擔**。

長時間採取慵懶坐姿，會使血液循環變差，支撐上半身的肌肉也會因為甚少使用而逐漸衰退。

肌肉一旦衰退，就會愈來愈懶得活動。久而久之，便會陷入癱懶時間變長導致肌肉衰退的惡性循環。

也就是說，**輕鬆的坐姿不等於有益身體健康的姿勢**。

近幾年來，許多人擔憂長時間久坐會影響健康。

根據澳洲雪梨大學（USYD）的研究團隊，以二十二萬名成年男女為對象的調查資料顯示，一天坐十一小時以上的人，死亡風險會比一天坐不到四小時的人高出四〇%。各國相比來看，美國人與中國人一天約坐將近四小時，日本人則是一天平均坐將近七小時，就全世界來說，坐著的時間算是相當長。

長時間坐著的話，我先前提到的**腰大肌**會變得僵硬而引發**腰痛**。

此外，從腰部延伸至腿部的**坐骨神經**也會受到壓迫，引起「**坐骨神經痛**」。

根據日本厚生勞動省的「國民生活基礎調查」，男性的自覺症狀中，位居第一的是腰痛，女性也是繼肩膀痠痛後位居第二名，因此，腰痛也視為日本人的「國民病」。

男女個別健康自覺症狀

按性別表示自覺有症狀者的前五項症狀（可複選）

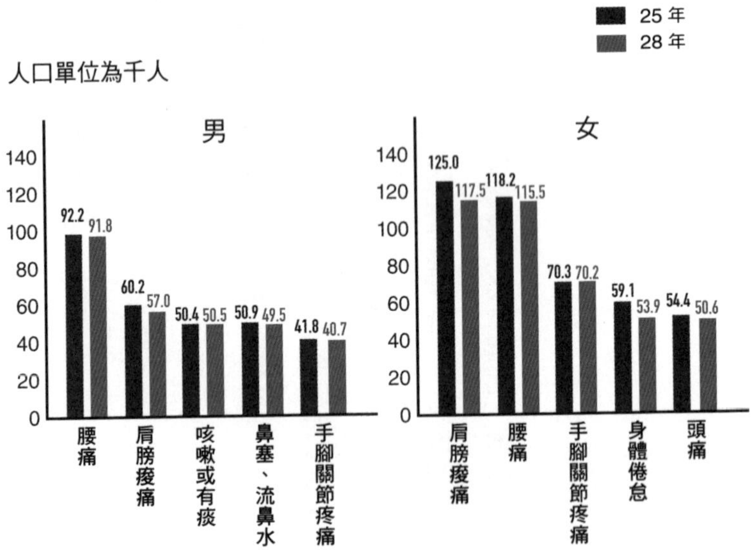

出處：厚生勞動省「平成 28 年（2016 年）國民生活基礎調查」

長時間採取坐姿會使大腿根部維持彎曲，不僅會導致腰痛，也會造成駝背與膝蓋疼痛。

大腿根部有動脈與靜脈以及大量淋巴，長時間維持同樣的坐姿，會使血液及淋巴的循環變差，腿部因此變得沉重腫脹。

由於血液循環變差，容易形成血栓（血塊），當血栓堵塞肺部的靜脈，也會增加罹患「經濟艙症候群」的風險。

不僅如此，全身將近七〇％的肌肉都在腿部，若是一直久坐不起來走路，髖關節及腿部的肌肉會逐漸衰退，使摔倒的風險大增。

由此可知，當自己為了不造成身體的負擔而採取輕鬆的姿勢癱坐著，反而會加重身體的負擔，甚至有可能引發各種不適症狀。

本來只想「輕鬆坐著」，竟然會有害健康！

- 腰痛
- 駝背
- 坐骨神經痛
- 椎間盤突出
- 椎管狹窄症
- 膝蓋疼痛
- 腿部腫脹
- 腿部沉重
- 血液循環變差
- 血栓
- 經濟艙症候群
- etc.……

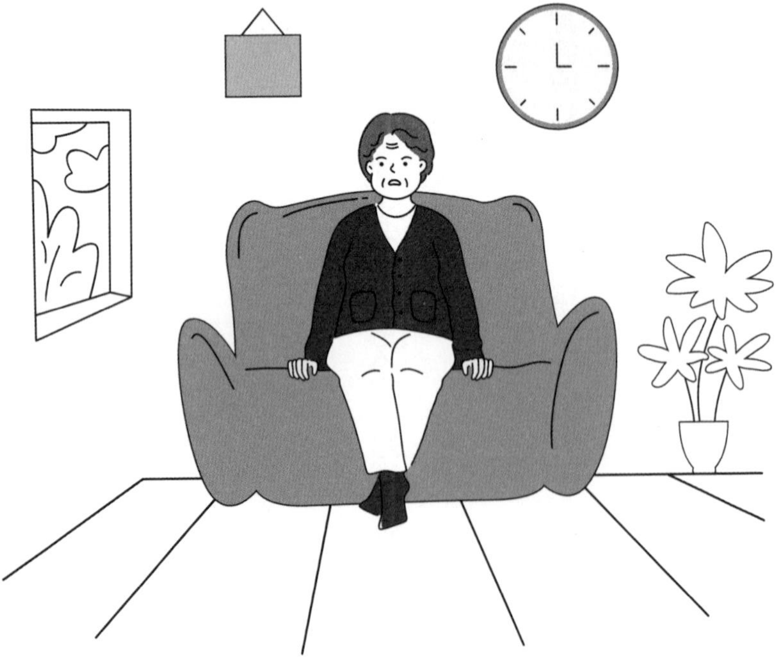

你的「儲肌」夠用嗎？

代謝會隨著年齡增長而變差，刺激肌肉生長的成長荷爾蒙也跟著減少，使肌肉一路衰減。

肌肉減少一公斤，基礎代謝量就會減少約五十大卡。若是基礎代謝量減少了五十大卡，攝取的卡路里卻沒有改變，自然容易變胖。

換句話說，**如果放任自己不鍛鍊肌力，年輕時候辛辛苦苦存下來的肌肉儲金——這裡指的是「儲肌」，餘額就會一點一滴減少**。

隨著儲肌餘額逐漸減少，再也無法支撐自己的身體，導致各處產生疼痛及痠麻。就像家庭經濟因為債務愈來愈多而無以為繼，當疼痛與痠麻慢慢累積，最後便無法自行站立或行走。

因此，最好在問題嚴重之前先下手為強。

然而，最大的盲點在於難以自行察覺到肌肉餘額損耗多少，以及疼痛或痠麻等債務增加多少。

因為肌肉不會突然減少，身體也不會有一天突然劇烈疼痛，這些都是慢慢改變的，自己也很難發覺。

我總是對病患說：

「疼痛可能突發，病因不可能突如其來。」

「最近出門買點東西就覺得累，應該不是生病吧……。」

「感覺肩膀和手臂有點麻，但還不至於影響日常生活……。」

「一走路就覺得膝蓋痛痛的，應該是換季的關係吧……。」

若是忽略身體發出來的警訊（徵兆），等到發覺時，情況會嚴重到自己也無能為力的地步。

我的整骨院也有許多病患是病情已經很嚴重了才來就診。

其中不免讓我驚訝，竟然嚴重到這個地步才來，還真能忍啊……。

習慣真是一件可怕的事。

我當然無意造成各位讀者無謂的恐慌。

「希望所有人一輩子都用自己的腰腿站立行走，過得健康有活力！」正因為這是我的心願，但願能儘早消除不知不覺耗損的肌肉「儲肌」，以及積累多時的疼痛痠麻債務。

幸運的是，不管年齡多大或者腰腿已衰退，只要運動得宜，依然能提高肌肉的儲金餘額。肌肉一旦增加，自然能消除疼痛痠麻等債務。

舉例來說，即使零用錢不太豐厚，每天往撲滿丟一百日圓，一個月就有三千日圓，半年就將近兩萬日圓，一年便存了將近四萬日圓。

一下子要籌出上萬元也許不容易，但是存一筆小錢應該比較輕鬆吧？

我研發的「掃黑健康操」能夠輕鬆增加肌肉，與積少成多的概念很像。

每天只要做一點輕鬆無負擔的運動，自然能夠增加肌肉量。這一點無關年齡，任何人都能輕鬆增加「儲肌」。

要小心毫無根據的「我沒問題！」

「最近有時候會在樓梯上絆倒，不過我沒什麼問題啦。」

「我的腰有點痛，不過還沒到忍不了的地步，應該沒問題吧。」

不少人即使身體不適，也會認為「我沒問題」。

若是真的「沒問題」，當然再好不過。

然而，許多人實際檢查之後，身體狀況「並不是沒問題」。

容易絆倒是因為肌肉比以往衰退的警訊。

疼痛痠麻是身體發出「有異常！」的警訊。

這表示自己的身體正拚命發出各種訊號通知有異常狀況。

最重要的是趁警訊沒有變成紅燈，而是還在綠燈或黃燈時就有所警覺。

你的身體現在發出什麼顏色的訊號？

身體出現疼痛，本來就不是只有痛處才有問題。

這是拙作《徹底終結！肩頸痛、腰痛、膝蓋痛：了解疼痛的真相，日本整脊專家獨創「掃黑體操」，讓你告別疼痛》（出色文化）所談論的主題，也是我的主張，**疼痛的幕後黑手實際上常潛伏在意想不到的地方**。

舉例來說，「我只是肩膀痠痛，按摩一下就好了。」就算這麼想，事實上有很多情況是髖關節的腰大肌暗藏問題。

也有的案例是以為「只是腰痛」，結果發現是**腎臟癌**……。

疼痛的徵兆也許是幸運的警鐘，通知自己身上潛藏著重大疾病。

除非接受仔細檢查，經過專家判斷「沒問題」，否則絕對不要自行判斷「我沒問題」。

尤其是年紀愈來愈大，往往會太過大意，將身體的不適或異樣全部賴給「年紀大了」。

再者，我覺得許多女性總是把自己放一邊，凡事以家人為優先而百般忍耐。

不過，**忍受身體不適，並不是美德**。

一再忍耐可能會惡化成重症，給家人添麻煩。

最糟糕的情況極有可能為時已晚。

「咦？好像跟平常不太一樣……。」若是發覺一點異樣，請務必接受檢查與治療。

小測試！肌力衰退的十大警訊

「自己的肌肉究竟衰退多少？」擔心的話，有個方法可以初步確認。

請看以下十種情況，並在符合的項目中打勾。

肌力測試

1 □ 無法正坐。

2 □ 上下樓梯感到吃力。

3 □ 走在平地也常絆倒。

4 □ 懶得動。

5 □ 蹲下感到吃力。

6 □ 睡眠品質差。

7 □ 腿常抽筋。

8 □ 無法做相撲的踏腳動作。※

9 □ 消化不良，食欲不振。

10 □ 無法單腳站立二十秒以上。

※譯註：兩腳岔開，雙手扶住膝頭，兩腳交替高舉後下踏踩地。

你的情況符合幾項呢？

符合的項目愈多，肌力愈有可能衰退。

總計三項以上的人，肌肉量確實逐漸減少。

總計五項以上的人，如果置之不理，將來極有可能跌倒，必須想辦法讓肌肉量不要繼續減少。

接下來逐項討論各個項目。

1「無法正坐」，是膝蓋肌肉衰退的警訊！

「無法正坐」，有可能是大腿前端的肌肉衰退，導致膝蓋關節變僵硬。膝蓋在做彎曲的動作時，大腿前端的肌肉若是不能伸展，便無法彎曲。當肌肉衰退變得僵硬，使得膝蓋難以彎曲伸展，除了無法正坐之外，坐在椅子上或馬桶上時也會感到吃力。

膝蓋彎曲九十度以上時，會增加膝蓋關節半月板的負擔。支撐體重的膝蓋關節是身體的重要關節，但是隨著年齡增長，膝蓋關節的半月板會因為逐漸老化而容易變形。

若是變形情況嚴重，光是撐起身體，膝蓋就會疼痛。

「正坐」照字面的意思是「正確的坐姿」。

不過，這種坐姿對腰部來說雖然是正確的，對膝蓋而言不能說是正確的。

2～4「上下樓梯感到吃力」、「走在平地也常絆倒」、「懶得動」，是腰腿嚴重衰退的警訊！

若是有人「上下樓梯感到吃力」或者「走在平地也常絆倒」，便證明膝蓋關節及大腿肌肉已衰退。

如果容易絆倒，久而久之當然「懶得動」。

這並不是年紀大了所以懶得動。

是因為肌肉衰退才討厭活動身體。

5蹲下感到吃力。

「蹲下感到吃力」的理由之一，便是身體的連動性變差。

蹲下的動作需依序彎曲腳踝、膝蓋、髖關節才能完成。

也就是說，蹲下感到吃力便是代表整個腿部的表面及內部肌肉失衡，導致關節無法正確活動。

你在彎曲伸展膝蓋時，會不會發出「喀」的聲音呢？這也是一種警訊，表示肌肉失衡造成身體連動變差。

6「睡眠品質差」，是姿勢不良的警訊！

「睡眠品質差」的理由之一，便是肌肉衰退導致姿勢不良。肌肉衰退便無法支撐身體，造成所謂的「駝背」。駝背的話，整個脊椎也會「歪曲」。

脊椎與自律神經息息相關。醫學資料並未顯示，脊椎歪曲會造成自律神經的負面影響。然而，自律神經的交感神經與副交感神經遍布全身。

脊椎一旦嚴重歪曲到影響神經傳遞，不難想像影響會有多大。

自律神經若是失調，便無法擁有良好的睡眠品質，進而陷入代謝變差、肌肉恢復遲緩的惡性循環。結果便是加速老化。

自律神經與頭蓋骨、脊椎、骨盆的位置關係

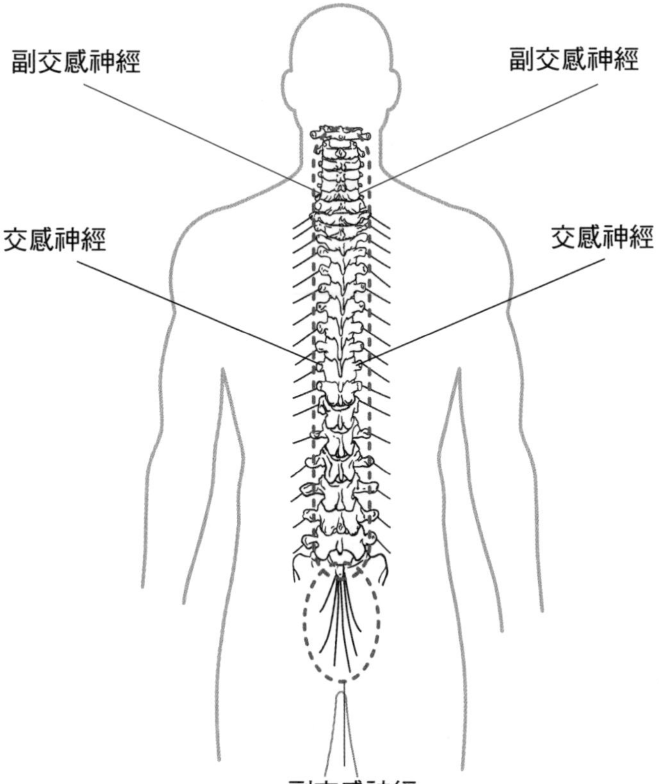

交感神經、副交感神經與軀體神經系統（感覺神經、運動神經）在解剖學上息息相關。

7「腿常抽筋」，是臀部肌肉衰退的警訊！

「腿常抽筋」，有可能是臀部肌肉衰退，坐骨神經受到壓迫所致。

坐骨神經是穿過臀部西洋梨形狀的「梨狀肌」的粗大神經。

長時間久坐，梨狀肌會變得緊繃僵硬，使血液循環變差而缺氧。坐骨神經因此受到壓迫，導致腿部抽筋。

夜晚睡眠時，常因為小腿抽筋而痛醒的人需留意。

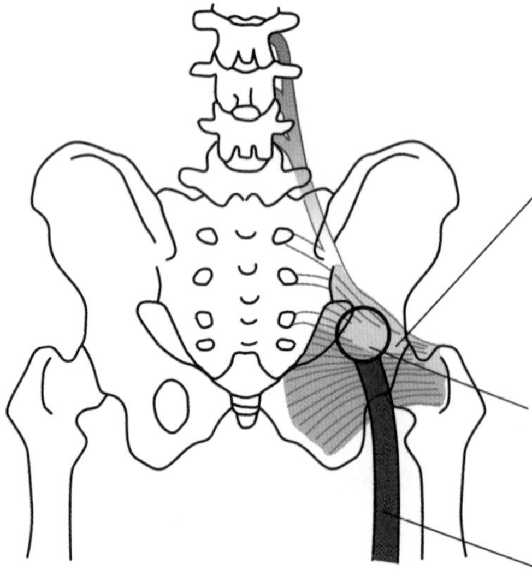

8「無法做相撲的踏腳動作」，是髖關節衰退的警訊！

儘管不需要像相撲力士那樣抬高腿做踏腳動作，但是你能像插圖那樣，做出將腿張得比肩膀還寬的蹲姿嗎？

如果能保持髖關節張開、膝蓋彎曲九十度便是合格。

無法順利做出踏腳動作，就是髖關節肌肉衰退僵硬的警訊。

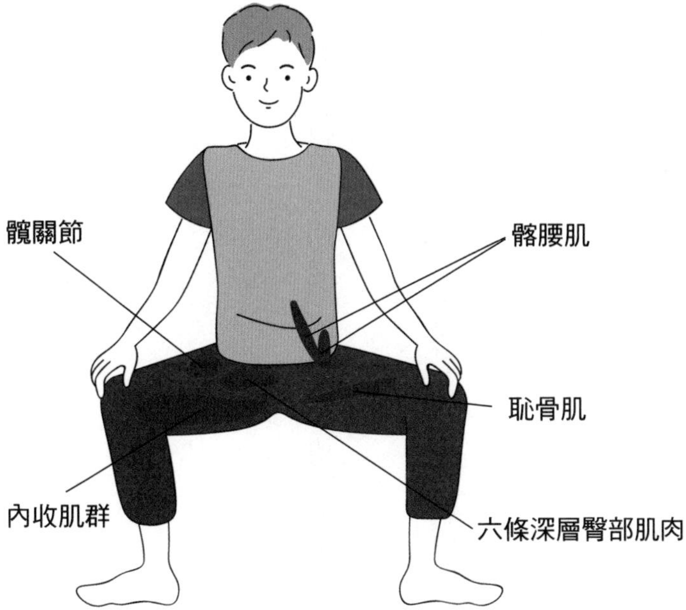

9「消化不良，食欲不振」，是駝背的警訊！

出現「消化不良，食欲不振」等症狀時，會先懷疑自己是不是消化系統出了毛病吧？

不過，內臟失調的幕後黑手，實際上有可能是肌肉衰退造成駝背所引發的。因為內臟與背部的關係十分密切。

脊椎有自律神經的神經節，具有調節血流及發汗等功能；至於腸胃功能也是由來自背部的神經節的神經所控制。

尤其是脊椎的胸椎（脊椎的一部分）第五節到第九節※若是歪曲，腸胃就會出現症狀。

※根據文獻略有不同，也有的說法是第六節到第十節。

交感神經系統（胸腰神經系統）

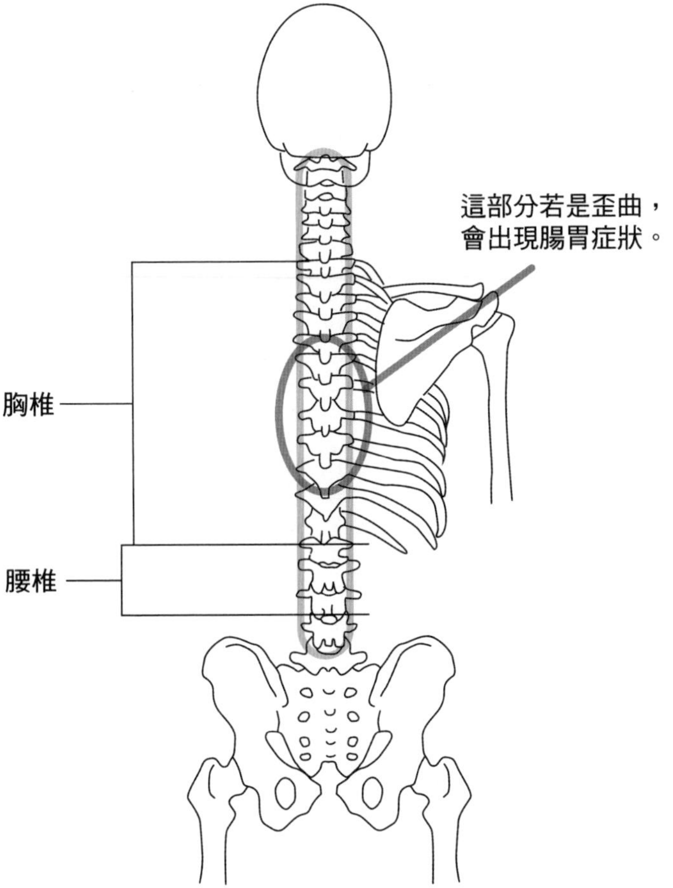

換句話說，當肌肉衰退而逐漸駝背，就會壓迫到背部的神經節，導致腸胃功能減弱，引發消化不良或食欲不振、便秘等症狀。

10「無法單腳站立二十秒以上」，是腿部肌力衰退的警訊！

「無法單腳站立二十秒以上」，這項檢測如本書「前言」（第十四頁）所提到的，日本厚生勞動省已將它列為檢測腿部肌力及平衡功能的評估基準。

無法順利做到這一項的人，表示腿部肌力明顯衰退。撐不住單腳站立而搖搖晃晃的時間愈短，表示肌力衰退的情況相當嚴重。

檢測結果如何呢？

「我以為自己還年輕，看樣子肌肉衰退得很嚴重啊……。」

「我父母感覺還很硬朗，萬萬沒想到符合的項目那麼多……。」

如果對於檢測結果感到不安，請別擔心。

只要實行「掃黑健康操」，不論幾歲都能讓衰退的肌肉回春。

第2章

高齡者愈能展現鍛鍊肌力效果的原因

高齡者的肌肉有哪「三大弱點」？

「現在也不必鍛鍊肌力了，維持原樣就行了。」

我的整骨院有不少病患都這麼想。

而我總是告訴他們：

「如果什麼都不做也不會改變的話也就算了。

但是，**什麼都不做並不是跟現在一樣完全不變，而是會比現在更糟糕！**」

年齡增長就等於「搭電梯一路下降」。

若是維持原樣，電梯下降的速度會更快。

因此，為避免身體狀況比現在更糟糕，最重要的是每天認真做體操。

有句話說：「老化從腰腿開始。」

我們往往只注意到白頭髮及老花眼、皺紋、鬆弛等外表可見的老化徵兆。

然而，在出現明顯的老化現象之前，各位知道自己的腰腿肌肉已經開始衰退了嗎？

人體的肌肉量與二十多歲時期相比，到了五十多歲會減少約一〇%，八十多歲甚至會減少三〇%以上。

「我的腰腿又沒有變瘦弱，肌肉應該沒減少那麼多吧！」

也許有人會這麼想，但是代謝會隨年齡增長而變差，導致脂肪增加得比肌肉還多，只不過是自己沒發覺肌肉急遽減少而已。

事實上，支撐身體活動的柔韌肌肉，會在不知不覺間被虛軟的脂肪所取代。

當支撐身體的肌肉減少且脂肪增加，這些重量就會造成腰腿無謂的負擔。

身體的動作隨年齡增長而變得遲緩，主要是因為肌肉量減少，愈來愈難以掌控身體的活動，導致關節的負擔加重。

不僅如此，由於高齡者的代謝不比年輕時候，肌肉的恢復能力變差，如果平時甚少活動，身體就會因為肌肉量減少而變得僵硬，使腰腿難以支撐整個身體。

高齡者的肌肉有以下「三大弱點」。

1肌力容易減弱。

2身體容易僵硬。

3肌肉難以恢復。

不論高齡者是否在年輕時候認真鍛鍊過身體，如果什麼都不做，肌力就會因為這三大弱點而逐漸衰退，導致腰腿變弱。

因此，高齡者必須對這些弱點有所警覺，努力鍛鍊腰腿。

沒在運動的人實際上更容易練出肌肉！

我的整骨院有不少病患都認為：

「年紀大了才來鍛鍊肌肉，根本沒有用。」

按照一般的想法，有點難以相信年紀大了還能鍛鍊肌肉吧？

但事實上，**只要遵守「適度的負擔」、「適度的休養」、「適度的飲食」這三項訓練原則，各個年齡層都能鍛鍊肌肉**。

「我每天都有散步，可是身上還是沒有肌肉。」

這樣的人也許是因為缺乏增加肌肉的蛋白質，或者缺乏分解蛋白質的食物酵素。

實際情況固然需要經過嚴謹的個別諮詢才能確定，不過，只要注意「運動、休養、營養」這三項，高齡者一定能夠鍛鍊身上的肌肉。

我在治療高齡者以及指導他們運動時，會特別注意一項事情。

那就是「千萬不要讓高齡者跌倒！」

最嚴重是因為跌倒導致大腿根部骨折。專業術語稱作**「股骨頸骨折」**（Femoral Neck Fracture），是高齡者跌倒中最需要留心的骨折狀況。

年紀愈大，大腿根部的骨骼會更加脆弱，是相當容易骨折的部位。

高齡者若是這部位骨折了，幾乎百分之百都需要動手術。

而且平均住院期間約一個月。

大腿骨骨折↓約一個月長期住院↓住院期間引發失智症

我見過不少高齡者都是因為這種情況引發失智症（參照第三十四頁）。

因此，我比任何人都在意：「千萬不要讓高齡者跌倒！」

為了預防跌倒，高齡者更需要加強體內的**「抗重力肌」**。

詳細內容會在第三章為各位解說，只要鍛鍊保持正確體態所需的抗重力肌，就能有效活動身體。

如此一來，不僅能阻止肌肉量流失，也有助於避免跌倒或臥床不起的風險。

幸運的是，平時不太運動的人往往更容易練出肌肉。

因為**肌肉的特性是給予負荷後，就會受到刺激而增加**。

因此，沒有運動習慣的人若是受到「不習慣的運動刺激」，只要根據刺激配合適度的休養及攝取營養，就能在早期階段增加肌肉。

高齡者跌倒最嚴重的情況是「股骨頸骨折」

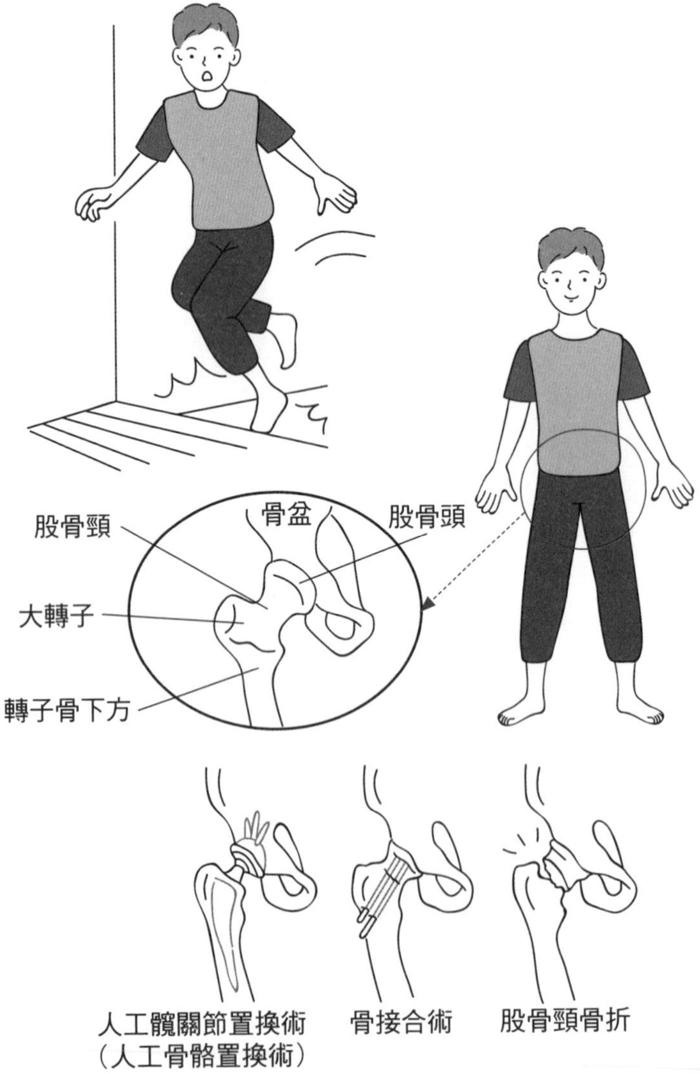

換句話說，**缺乏運動對於鍛鍊肌肉並不算壞事**。

長久以來拚命鍛鍊肌肉卻不見成效，也會令人氣餒吧。

話雖如此，由於缺乏運動的人愈容易增加肌肉，所以才能每天輕輕鬆鬆持續運動。

若是做「掃黑健康操」，不論年紀多大都能有效鍛鍊抗重力肌，輕鬆持之以恆。

「找藉口不運動」或推託「我本來要做」是最不可取的行為

「要鍛鍊肌肉啊？好吧，那我去健身房試試看吧。」

「我要不要去附近的瑜珈教室努力看看啊？」

一提到鍛鍊肌肉，不少人會覺得是不是一定要做不同於以往的新挑戰才行。如果健身房或瑜珈的課程非常適合個人的身體狀況，持續下去也無妨。但是要花大把金錢在特定日子去上訓練課程，時間一久，往往會嫌麻煩而中途放棄。

何況是在漫無目的的情況下開始運動，更容易「找藉口不想做」，愈來愈不愛運動。

「今天下雨，乾脆請假吧……。」

「上健身房的費用超貴的，還是省一點吧……。」

其中最不可取的是平時缺乏運動，卻用**「我本來要做」**的理由上健身房或上瑜珈課。

「我本來就想偶爾去上瑜珈課，到時候集中心神伸展身體。」

「我本來就想上健身房流流汗。」

事實上，一個月只去一次健身房或瑜珈課、只流一個鐘頭的汗，就覺得自己「運動量足夠」，無疑是杯水車薪。

專欄　為什麼一個月做一次運動不見成效？

從事對身體有負荷的運動時，纖細的肌纖維會因為肌肉疲勞而暫時受損，但是受損的肌纖維會「不服輸」地再生出強韌的肌纖維。

這時候，需要適度補充蛋白質與食物酵素等營養及休養，以便在下次運動時鍛鍊出更強壯的肌肉。這種現象便稱為「肌肉的超回復」。

肌肉的超回復速度因運動的負荷量多寡而異，通常肌肉受損後就會開始恢復，需要休養約四十八至七十二小時（二至三日）便能鍛鍊出更強韌的肌纖維。

因此，從肌肉的超回復理論來看，無法期待一個月運動一次會有成效。高齡者要有效增加肌肉，需要以下三項條件。

1飲食生活需注重「蛋白質及酵素」。

2一星期做二至三次負荷較大的運動就好。

3為預防肌肉減退，每天需認真做「掃黑健康操」這類負荷較少的運動。

其餘的日子若是不做任何運動，便無法阻止肌肉量減退的問題。

期許自己身體健康的人，往往最常找理由說「我本來要做」。但這麼做只不過是自我滿足罷了。

舉例來說，有的人以「我本來想減肥」為由不吃中餐，到了晚上便放心大吃大喝，這樣別說減肥，還有可能變胖。

「我本來要做」的半吊子心態，絕對不會出現預期的結果。

因為「找理由不想做」而什麼都不做，或者一時心想「我本來要做」而平時什麼都不做，這兩種做法都與偷懶沒兩樣。

若是不多加留意，高齡者身上的肌肉就會愈來愈衰退。因此，為了避免肌肉減退，最重要的便是「每天持之以恆」做些負荷較輕的運動。

一邊看電視廣告
一天只做一分鐘體操也OK！

高齡者想要增加肌肉，最重要的是持之以恆，即使一天做一分鐘運動也好。

至於不會三分鐘熱度且能持之以恆的祕訣，建議各位不妨嘗試「一心兩用體操」。

躺在床上順便做——

坐在沙發上順便做——

看電視順便做——

也就是在日常生活中找空檔做一點體操。

例如看民營電視台播放的連續劇或新聞、綜藝節目時，可利用**廣告時間**做伸展操，適度休息一下。

通常一則廣告的時間是十五秒，再長也不過三十秒。

如果是一個小時的節目，中間就會分三至四次置入總計約二至三分鐘的廣告。

除了上廁所休息以外，不少人都是漫不經心地看著廣告，無所事事度過廣告時間吧？

不妨利用這些空檔，做做簡短的體操。

不必特地花時間上健身房或參加運動課程，最有效的方法莫過於在家裡趁著電視廣告的空檔鍛鍊一下肌肉。

矯正偏移的重心
須注意「三大重點」

我也遇過有的病患覺得自己「缺乏運動」，於是用自己的方式鍛鍊身體。但是用自己的方式，一不留神就會做出造成身體無謂負荷的動作。

不少人便因此傷到頸部與肩膀、手臂、腰腿的肌肉而就醫治療。年輕的時候就算有些運動過度，或許可以及早恢復，**但是高齡者的弱點是肌肉恢復緩慢，所以絕對不能亂來**。

我曾擔任職業足球選手的專屬防護員，職業運動選手若是傷到肌肉，便會影響選手生涯，所以絕對不能用自己的方式過度訓練。

職業選手有職業選手的鍛鍊方式，高齡者也有適合高齡者的鍛鍊方式。

若是不遵循這項基本原則，照自己的方式訓練，就像穿著拖鞋立志登上富士山頂。

高齡者想要有效鍛鍊肌肉，首先必須掌握身體的「三大部位」。

三大部位如下：

「後腦杓最突出的部位」

「肩胛骨的中間」

「脊椎下方的骶骨（薦骨）」

用一根長棍子抵住這三大部位，若是與地面呈垂直狀態，便是找到了正確的重心位置。

這正確的位置稱為「基本姿勢（Neutral Position）」。

基本姿勢（Neutral Position）

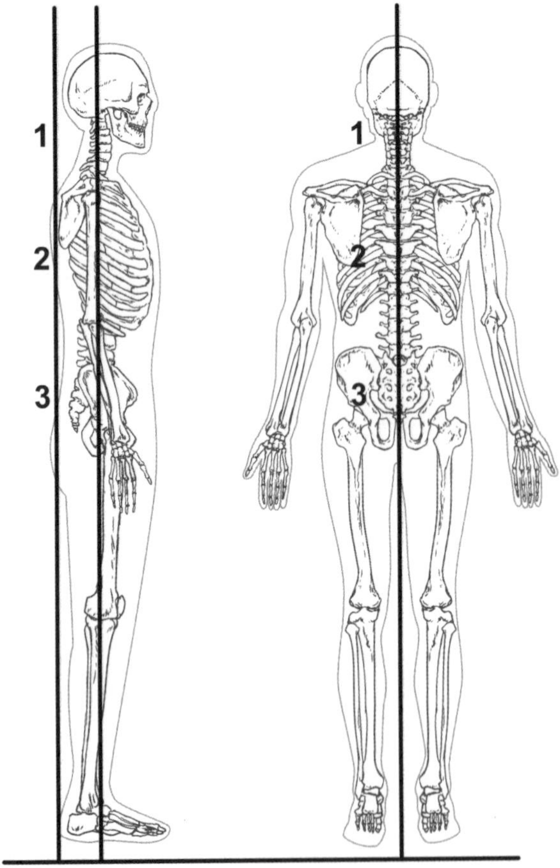

1　後腦杓最突出的部位
2　肩胛骨的中間
3　脊椎下方的骶骨（薦骨）
→1～3要與地面垂直呈一直線。

如果沒有將三大部位調整到正確位置就照自己的方式進行訓練，肌肉就會因為運動刺激不夠全面而失衡，導致駝背。

將這三個部位調整到正確位置的人，可以透過體操鍛鍊出肌肉；沒有調整到正確位置的人，不僅做體操也達不到預期的效果，還有可能對身體產生負面影響。因此，「不是做任何運動都可以」。

做運動時，最重要的便是做柔軟體操，將這三個部位調整到正確位置。

「掃黑健康操」集合了能將這三個部位調整到正確位置的柔軟體操，不必擔心會對身體有負面影響。

專欄　奇蹟恢復的事例1

臥床不起的七十多歲阿公，半年後竟能上健身房！

「手術前還很硬朗的阿公，如今卻判若兩人……。」

七十多歲的A先生是由他的妻子帶來我的整骨院，當時他整個背部到腰部十分僵硬，根本沒辦法平躺下來。

因此，A先生躺著時得在背部墊幾個枕頭，也因為腰腿直立不起來而無法自行翻身。

自從腹部開刀後，A先生便慢慢成了這個狀態，「硬朗阿公」的模樣已不復存在。

由於阿公目光渙散，他的妻子不禁懷疑：「該不會是失智症吧？」

「A先生，您覺得怎麼樣呢？有沒有哪裡不舒服呢？」

不管問了多少次，A先生始終不發一語，對外界完全不聞不問。

經過重大手術，卻在病床上休養期間成了與手術前判若兩人的臥床老人——像A先生這樣的事例，一點也不稀奇。

最主要是受到高齡者的肌肉有「三大弱點」所影響（第六十四頁）。

即使手術相當成功，解決了疾病，仍然需要一段時間才能恢復，肌肉量就會在這段期間慢慢減少，使身體愈來愈僵硬。

當身體無法像從前那樣活動自如，先前開朗有活力的人也會明顯變得鬱鬱寡歡，不在樂於與人溝通。

有的人便因此陷入失智症狀態，終身臥床不起。

我的治療目標是先讓A先生能夠平躺，至少能自己翻身。於是指導他做伸展操，鍛鍊腰部的腰大肌，以及與下半身動作有關的肌肉。

話雖如此，由於A先生幾乎成天臥床，所以我一步步從腹式呼吸到躺著也能做的簡單動作開始指導。

A先生剛開始毫無熱忱，只是一臉漠然地照著我的指示動作。

然而，過了一個月左右，他能夠自行平躺及側躺，恢復到能夠翻身的地步了。

「我只要認真做，就有希望恢復吧——！」

因為看得到效果，A先生似乎也燃起了希望，臉上的表情慢慢變得開朗。他開始認真聽從我的指導，第二個月也能靠自己趴著了。進步至此，已是可喜可賀。

接下來，我主要指導他恢復下半身肌肉的柔軟度，做動作鍛鍊衰退的肌肉，到了第四個月，A先生終於能自行起身走路。

我接著讓A先生持續做伸展操鍛鍊肌力，過了半年後，他已經恢復到能自己上健身房了。

「硬朗阿公」至此完全恢復活力！

我當時對A先生所做的一系列指導，第四章所介紹的「掃黑健康操」也會再次提到。

如果A先生沒有做伸展操或其他任何復健，始終沒有讓肌肉恢復，往後的人生應該與今日有一百八十度的轉變吧。

會成為臥床老人？還是成為能上健身房的硬朗銀髮族？關鍵就在於肌肉。

專欄　奇蹟恢復的事例2
開納豆店的阿公做了「寶寶訓練」而恢復活力！

B先生是長年經營老字號納豆店的老闆。精心製作納豆的B先生有些老古板，但是雙手十分靈巧，頭腦也很精明，年逾八十依然活力十足看店。

然而，自從他因為健康情況不佳而住院之後，便猶如判若兩人。

B先生的家人似乎沒想到他會突然臥床不起，不禁愁眉苦臉地連連嘆息：「他之前比誰都早起，每天早晨勤快地做納豆，現在卻連起床都沒辦法……。」

當我第一次上門訪問照護見到他時，即使笑著問候：「您好！」臥床的B先生也是板著一張臉，「哼」地別過頭。

B先生想必覺得自己數十年來手腳勤快地做納豆，如今的身體狀況卻無法繼續製作賴以維生的納豆，一下子失去了活力吧。

我當下暗自發誓，一定要努力指導B先生做復健運動，讓他及家人重拾開朗笑容。

從那一天起，我每天都到B先生家，指導他做「寶寶訓練」。寶寶訓練指的是像教小嬰兒翻身和爬行一樣，讓臥床的人慢慢靠自己活動的訓練方法。第四章的「掃黑健康操」也會提到一部分。

「怎麼能把老人家當成小嬰兒呢？簡直亂來！」

也許有人會這麼想，但是小嬰兒實際上與臥床的人有共通點。

剛出生的小嬰兒沒辦法自己翻身。

待在嬰兒室的每一個小嬰兒都是平躺著。沒有一個嬰兒會滾來滾去地翻身。嬰兒不能自己翻身，是因為出生前一直待在媽媽的羊水裡，支撐身體的「抗重力肌」並不發達。

關於抗重力肌，會在第三章詳細解說。抗重力肌若是衰退，便無法支撐身體，只得臥床不起。

為避免臥床不起，最快的方法自然是鍛鍊抗重力肌，所以我才指導B先生進行以鍛鍊抗重力肌為主的寶寶訓練。

然而，B先生在此之前是高齡八旬的硬朗老人家，自尊心也相當高，始終無法放下身段接受寶寶訓練的指導。剛開始甚至對自己無法自由翻身感到焦躁。

不過，當他每天耐心地接受寶寶訓練，一點一點恢復肌力，最後也能慢慢靠自己翻身了。

久而久之，起初板著一張臉的B先生，每當發現自己的活動能力有進步，也逐漸展露欣喜的表情。

此後經過三個多月的復健訓練，B先生已經可以自己起身，雖然腳步依然蹣跚，但已恢復到能自行走路的地步。

「我沒想到自己還能走路啊！」

B先生臉上再也看不到初次見面時的愁容，已能笑著跟我說話了。

原本愁眉苦臉的家人，也紛紛開口道謝：

「阿公不再像以前那樣臥床，真是太好了！」

看到大家恢復笑容，我也鬆了一口氣。

如果B先生一直沒有鍛鍊肌力，可能到現在還臥床不起吧。

只是鍛鍊肌力，就能避免臥床，讓家人擺脫艱辛的照護生活。

專欄　奇蹟恢復的事例3
八十多歲的阿嬤做了一個月的深蹲便增加肌力！

「我的右腳很痛啊。這十幾年一直減輕不了疼痛，上樓梯也很難受……。可是我又不想動手術。」

八十多歲的C女士，因為這樣來我的整骨院就醫。

C女士罹患先天性髖關節異常。

她在五十多歲時還能活力十足地打網球，但是年過七十後，右腳便不再靈活。走路時為了保護疼痛的右腳，身體因此姿勢不良，走起路來顯得很辛苦。

自從右腳不再像以前活動自如，C女士也因為沒辦法走得太快而害怕過馬路，外出便能免則免。

她在家裡能不動就不動，步行數也減少許多。

如此一來，腰腿的肌肉急遽衰退，走路也愈來愈困難。

聽說C女士在右腳發病之前是很喜歡走路的，但自從右腳惡化，她再也無法打喜愛的網球，連去附近買東西都嫌麻煩。

受到一連串打擊，C女士變得愈來愈懶得出門。

檢測她的肌肉量後，確實衰退了不少。

於是，我指導她進行鍛鍊肌肉的「超猛深蹲」運動（第一六四頁）。

雖說是深蹲，但並不是運動選手在做的高強度深蹲，而是不會增加關節負擔的深蹲。

除此之外，我還指導她在深蹲前先做鬆開僵硬肌肉的柔軟體操。這些體操便是以第四章所介紹的「掃黑健康操」為基礎。

「我年紀這麼大了，真的能因為做這個體操而改善情況嗎？」

C女士剛開始顯得半信半疑。

不過，持續了一個多月後，她的情況有了變化。

「感覺走路比以前輕鬆了啊！」

她走起路來確實不像過去顯得疼痛蹣跚，速度也加快不少。因為鍛鍊了不靈活的右腳的肌肉，僅僅一個月就能走得輕鬆許多。

再次檢測她的肌肉量，發現肌肉與脂肪的比率比先前測出的有了大幅改變。

「嘩，我這把年紀了還能增加肌肉啊！肌肉真是神奇啊！」

C女士自己也感到十分驚訝。

當走路不再痛苦，她也一改過去懶得出門的生活，精力充沛地想要「多動一動！」

C女士也開始像以前那樣騎自行車去買東西了。

不論七十歲或八十歲都有辦法讓肌肉恢復，最重要的就是不輕言放棄，不要再說「我年紀大了」。

第3章

提高肌力
打造不會生病的身體！

預防肌力衰退的關鍵——什麼是「抗重力肌」？

高齡者鍛鍊肌力時，最重要的是前面一再提到的「**抗重力肌**」。抗重力肌指的是能夠對抗地球的重力，使人體保持正確體態的肌肉。

各位應該知道，像我們生活在地球上的人類，以及在空中飛的鳥類、在水裡游的魚類等生物，甚至包括繞行的地球的月球，無時無刻都受到地球的重力所影響吧？我們雖然無時無刻受到重力所影響，卻能夠一下子站起來或者快步走，就是抗重力肌發揮作用所致。

抗重力肌是除了躺下來以外，時時刻刻為了維持體態而持續運作的肌肉，但是我們平時的日常生活並不會意識到它的存在。

「抗重力肌究竟在人體的哪裡呢？」

也許有人會好奇，然而，雖說統稱為抗重力肌，實際上並不是單指一塊肌肉。

抗重力肌遍布上半身至下半身，也就整個身體。

抗重力肌概分為五種，「1背部」、「2腹部」、「3臀部」、「4大腿」、「5小腿」。

各部位肌肉的固有名稱如下：

1背部——豎脊肌（Erector Spinae）、**背闊肌**（Latissimus Dorsi Muscle）

2腹部——腹直肌（Rectus abdominis）、**髂腰肌**（Iliopsoas）

3臀部——臀大肌（Gluteus Maximus Muscle）

抗重力肌

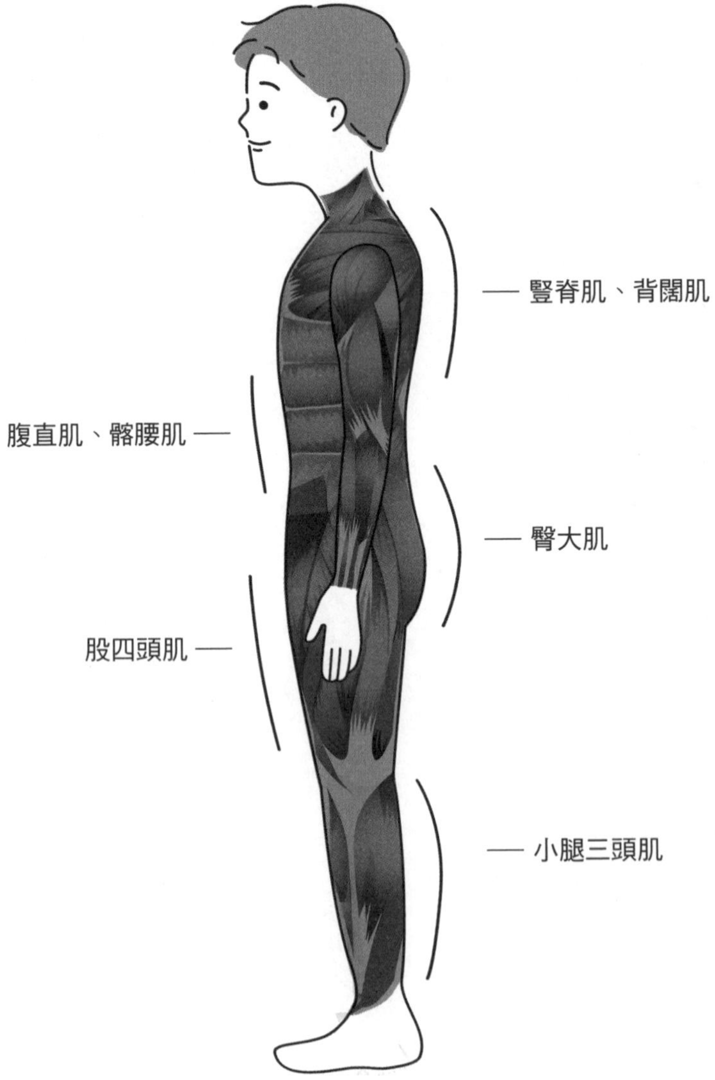
豎脊肌、背闊肌
腹直肌、髂腰肌
臀大肌
股四頭肌
小腿三頭肌

4大腿——股四頭肌（Quadriceps Femoris Muscle）

5小腿——小腿三頭肌（Triceps Surae）※

※編註：日本常用說法——腓腸肌＋比目魚肌。

這些肌肉統稱為抗重力肌。

這些肌肉名稱看起來艱深難記，但我們不需要記它。重點是要有概念，知道支撐自己身體的抗重力肌大致在哪個部位。以下為各位簡單介紹這些抗重力肌的功能。

首先是背部的**「豎脊肌」**，是從頭蓋骨延伸至骨盆的長條肌肉總稱。如名稱所示，這條肌肉負責將脊椎（背骨）直立撐起，使背部肌肉保持伸展，是上半身維持平衡不可或缺的肌肉。

豎脊肌若是衰退，身體就會姿勢不良而歪斜，有時也會導致肩膀痠痛或腰痛。駝背的人有可能是因為豎脊肌衰退引發腰痛所造成的。

覆蓋背部的倒三角形肌肉稱為**「背闊肌」**，是全身肌肉中面積最大的肌肉。多虧背闊肌對抗重力拉伸脊椎，背肌因此得以伸展，維持上半身的平衡。若是有人覺得「抬東西很吃力」或「打不開瓶蓋」，應該懷疑肩負「拉力肌肉」重任的背闊肌是否衰退。

位於腹部的**「腹直肌」**，也就是俗稱的「腹肌」，從胸部下方至下腹分成左右六塊。

時下流行健身常說的「六塊肌」，指的就是腹直肌。由於鍛鍊後會使皮下脂肪變薄，腹直肌就會明顯分成六大塊。

腹直肌是身體在做彎曲扭轉動作時不可或缺的肌肉。

此外，控制腹內壓、保護腹部內臟、腹式呼吸、咳嗽、排便時使力以及嘔吐的時候，都會同時動用到腹橫肌與腹直肌。

當腹直肌衰退，與之抗衡的背部肌肉也會跟著衰退，進而導致腰痛。走路搖搖晃晃的人，應該懷疑腹肌是否衰退。

「髂腰肌」是連結腰椎（腰骨）與大腿根部的複數肌肉總稱。

髂腰肌是加強運動能力所需的肌肉，據說擅長短跑或跳躍的選手，髂腰肌都十分粗壯發達。這也是對抗重力保護身體的重要肌肉，負責控制脊椎與髖關節彎曲的動作。

髂腰肌能夠讓腰椎維持S型弧度以及穩定骨盆，此處肌肉一旦衰退，骨盆便容易歪斜造成駝背。

腰痛有九〇％都與髂腰肌有關，所以是非常重要的肌肉。再者，髂腰肌若是衰退，起身或遇到段差較大的地方便容易摔倒。

「臀大肌」一如文字所示，是覆蓋臀部表層的大範圍肌肉。保持直立姿勢、起身、走路、上下樓梯等日常生活的基本動作皆需要這塊肌肉。

我們平時不太會注意到臀部的肌肉，不過，臀部肌肉若是衰退，走路的步伐就會變小，「我走路常常被年輕人迎頭趕上。」這樣的人有可能是因為臀大肌衰退所致。

「股四頭肌」是圍繞大腿骨四條肌肉的總稱，也是伸展膝關節不可缺的肌肉。股四頭肌若是衰退，不僅容易跌倒，也會變得步履蹣跚。出現「上下樓梯很吃力」或「膝蓋很痛」等症狀的人，股四頭肌有可能已經衰退。

「小腿三頭肌」是位於小腿的肌肉總稱。

形狀像比目魚的「比目魚肌」（Soleus Muscle）同樣是小腿三頭肌的一種。它是腳踝轉動伸展以及膝關節彎曲時所使用的肌肉，也是走路或慢跑、踮腳伸懶腰時不可或缺的肌肉。

肌肉也有助於對抗重力，支撐身體的重量。

小腿三頭肌若是衰退，便支撐不了身體的重量，走路時膝蓋突然一軟而摔倒的風險大增。

此外，小腿三頭肌衰退會使小腿的血液循環受阻，導致腿部變得浮腫沉重。出現「爬坡非常吃力」或「半夜腿會抽筋」等症狀的人，有可能是因為小腿三頭肌的肌力衰退所造成。

因此，即使平時不太留意，全身的抗重力肌仍是息息相關，幫助身體對抗重力維持平衡。

多虧抗重力肌，我們才能自然流暢地做出起身、站立、走路等日常動作。

少了抗重力肌，身體重心就會偏移

「我身上的抗重力肌沒問題吧……？」

若是擔心，**請當場站起來一下**。

不是像軍人那樣站得直挺挺的，而是適度放鬆肩膀的力量，兩腳張開至與肩同寬，自然站著就好。

站著時如果不會左右搖晃、能夠保持自然的站姿，即表示抗重力肌的功能正常。

「我沒辦法站得很直。」

「就算站著也沒辦法保持姿勢。」

這樣的人有可能是因為抗重力肌已經衰退。

抗重力肌一旦衰退，基本姿勢的重心軸就會偏移。

如第二章所提到的，基本姿勢是指站著的時候，要將「後腦杓最突出的部位」「肩胛骨的中間」「脊椎下方的骶骨（薦骨）」這三大部位連成一條重心線，並且與地面呈垂直（參照第七十八頁）。

這就是最能有效對抗重力且能支撐身體的理想姿勢。

抗重力肌若是能有效發揮作用，便能沿著重心線取得身體的軸心，保持基本姿勢。

即使重心線的軸心偏移，抗重力肌也能迅速修正。

前一項解說了五種抗重力肌的效用，不過，各種重力肌需要彼此互相牽引，才能使重心線呈垂直狀態。

接下來為各位解說各種抗重力肌實際上如何發揮機能（參照第九十六頁）。首先是站立的姿勢。

由於重心線會通過腳踝前方，所以身體容易稍微向前傾。小腿的抗重力肌，也就是小腿三頭肌就會在此時發揮作用，將前傾的身體調整過來。

接著是髖關節附近的重心線，由於稍微偏後，上半身也容易因此略微向後仰，腹部的抗重力肌，也就是骼腰肌會在此時發揮作用，將後仰的身體調整過來。

臀部的抗重力肌是臀大肌，當重心線前後偏移時，也能發揮作用加以調整。

再者，通過脊椎的重心線會稍稍往前，上半身因此容易前傾。背部的抗重力肌，也就是豎脊肌便發揮作用，將前傾的身體調整過來。

由此可知，沿著重心線形成的軸心，使我們得以維持減輕身體負擔的姿勢。

順帶一提，以前常看到家長或老師為了矯正孩子的姿勢，於是在他們背後插一把長尺。想必讀者之中也有人勾起了回憶，「啊，我小時候就是這樣在背後插一把尺啊……。」

如今的時代應該沒有人再用長尺矯正孩子的姿勢了，不過，能夠立即將偏移的重心調整過來的抗重力肌，也可以說是藏在身體裡的一把尺。

抗重力肌不僅是在站立時調整姿勢，坐著時同樣會發揮作用。

腹部的抗重力肌，也就是腹直肌發揮作用時會增強腹內壓，使身體的重心線能與椅面保持垂直狀態。

坐在椅子上會駝背、軸心也因為歪斜而使脖子前傾的人，以及不靠著椅背就無法保持姿勢的人，極有可能是腹部的抗重力肌變得僵硬所致。

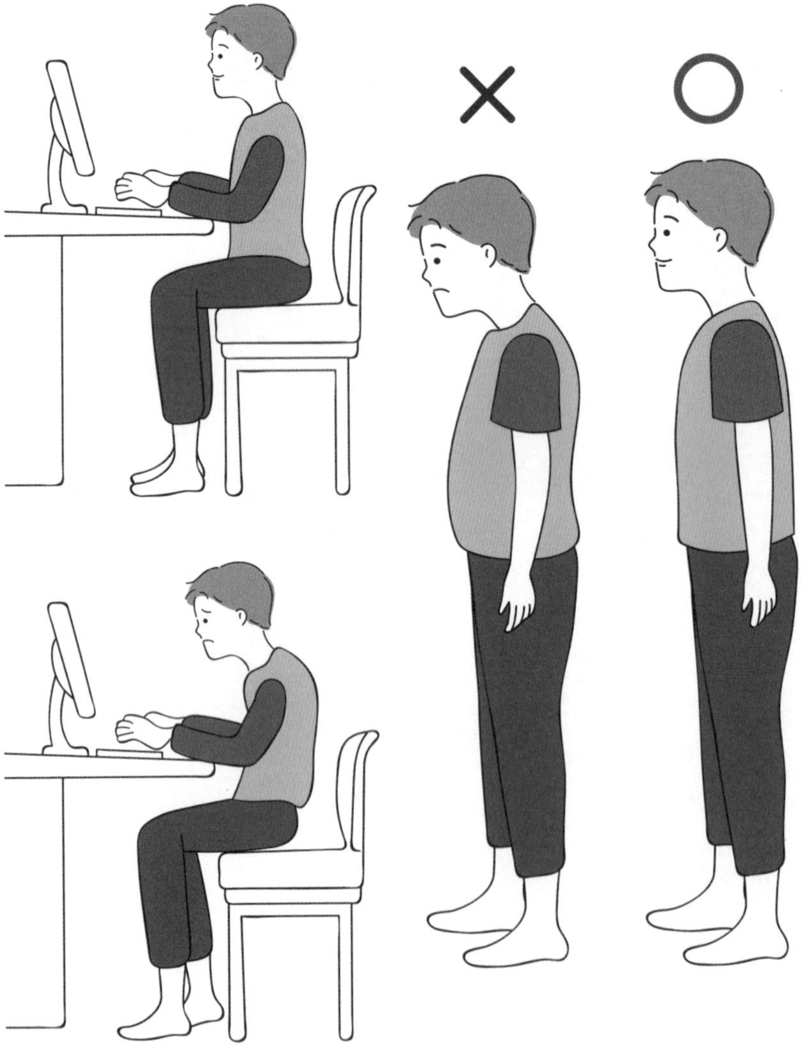

專欄　「坐姿正確的祕訣」就在坐骨！

什麼是正確的坐姿呢？

日本人所熟悉的「正座」，因為覺得耳朵—肩膀—髖關節（大轉子）這三處可連成一直線，所以是非常理想的坐姿。

然而，正座有個致命的缺點。那就是長時間維持這種坐姿會腿麻。

原因是膝關節中具有緩衝效果的半月板若是彎曲九十度以上，就會承受強大的壓力。

正座對於頸部、肩膀、腰部來說，或許是「正確的坐姿」，可是對膝蓋而言，則是莫大負擔。

為避免增加膝蓋的負擔，最好是坐在椅子上。

所謂的正確坐姿，便是如文字所示，將體重放在「坐骨」上。

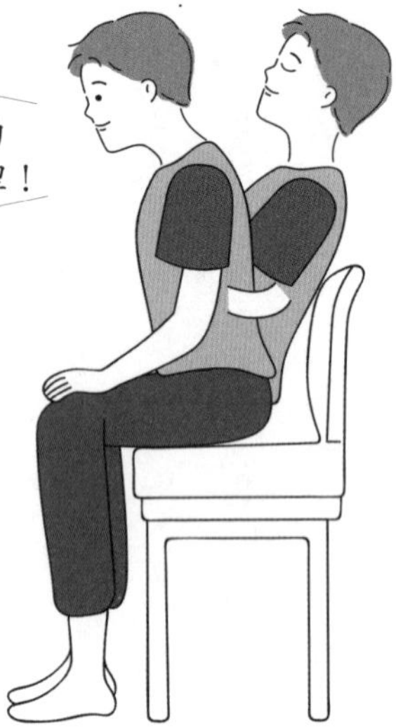

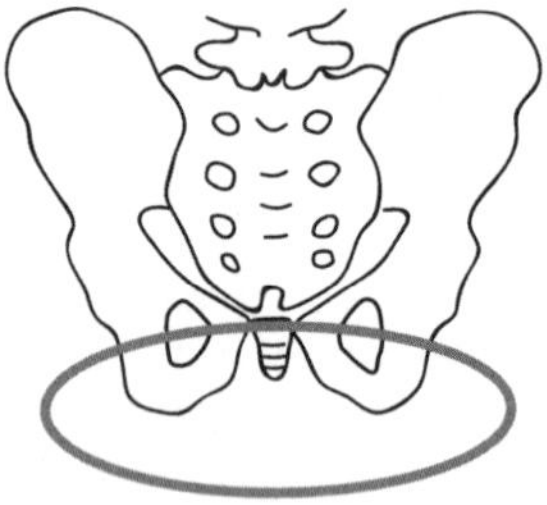

若是將體重確實放在坐骨上，抗重力肌就會發揮作用，減輕身體的負擔。不僅如此，也會提高代謝，不容易發胖。

1 尋找坐骨的位置

接下來找一找位於骨盆尖端處的坐骨。

從後傾的姿勢慢慢起身時，感覺上半身移動到坐骨上方的位置，重量會減輕不少。這個姿勢就是正確的坐姿。

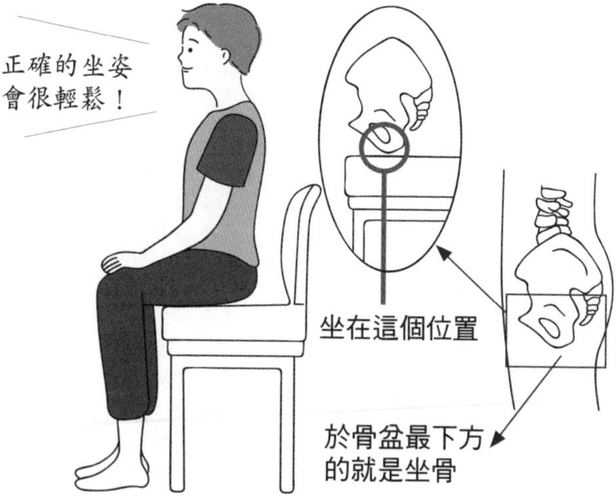
正確的坐姿
會很輕鬆！
坐在這個位置
於骨盆最下方
的就是坐骨

2坐下時留意坐骨的位置

坐下時留意坐骨的位置，感受一下覺得上半身重量有減輕的位置在哪裡。

實際感受一下「撐起骨盆」的感覺。

覺得腹部與背部的肌肉不太出力的話，就是找到正確的位置。

※參考文獻《Dr.深蹲 改變坐姿就能改善身體不適！》（Dr.クロワッサン 座り方を変えるだけで、不調は治る！）奥谷まゆみ監修，MAGAZINE HOUSE出版

鍛鍊抗重力肌，可預防百病！

當抗重力肌隨著年齡增加而衰退，便無法適時將偏移的重心線調整過來。重心線一直偏移，支撐身體的軸心也會歪斜，造成骨骼、肌肉以及神經與內臟的負擔。

若是置之不理，不但會引發肩膀痠痛及腰痛，也會導致畏寒、老化、肥胖、便秘、食欲不振、漏尿等各種不適症狀。

如果目前正飽受原因不明的不適症狀所苦，幕後黑手有可能是抗重力肌衰退造成身體軸心歪斜所致。

慶幸的是，不論年紀多大，依然能夠強化抗重力肌。

剛出生的小嬰兒因為抗重力肌不發達，所以無法自行翻身。

不過，當抗重力肌隨著成長而逐漸發達，小嬰兒就能自己起身爬行、搖搖晃晃地走路了。

高齡者也是如此，若是能鍛鍊抗重力肌，調整偏移的重心線，便能改善因身體歪斜所造成的各種不適症狀。

如第二章所提到的恢復事例，臥床的高齡者只要透過「寶寶訓練」鍛鍊抗重力肌，便能慢慢加強衰退的抗重力肌、像從前一樣走路了。

即使全身肌肉隨年齡增加而減少，只要鍛鍊抗重力肌，就能預防行走障礙或跌倒等問題。

加強肌力的效果① 改善身體歪斜，矯正姿勢不良！

背部的抗重力肌若是衰退，重心線的軸心就會歪斜而導致駝背。

如果去照X光，正常的頸椎弧度從側面來看應該呈C字型；駝背的話，頸椎就會僵直呈**「頸椎過直**（Straight Neck）※」狀態。

頭部會因此前傾，頸部肌肉也因為支撐沉重頭部而負荷過大，導致頭痛及肩膀痠痛。

當頸部神經因症狀惡化而受損，就會引發頭痛、偏頭痛、手腳發麻、頭暈等症狀。最麻煩的是吃藥也不見起色。

尤其女性的脖子比男性來得細，承受的負荷會更大。

※頸椎過直：從X光片來看，頸部的骨頭原本應該是側面呈三十至四十度彎曲。姿勢不佳或頸椎疲勞等因素，會使頸部的彎曲弧度呈僵直狀態。Straight Neck是日式英語，英語圈則是稱為「簡訊頸（Text Neck）」。

不只是頭部受影響，也會形成肩膀及上臂向前傾的「圓肩」，下腹也因為腹部肌肉鬆弛而突出。再加上上半身的重心往前傾，走路時會覺得腿抬不起來，遇到一點段差也容易被絆到而摔倒。

單單姿勢不良，就會像推骨牌一樣造成連鎖反應，引發各種不適症狀。成也姿勢，敗也姿勢。

即使發下豪語「我要改善姿勢！」可是肌肉一旦衰退，便難以維持正確姿勢。**想要改善姿勢不良的問題，當務之急是先鍛鍊抗重力肌**。如此一來，便能修正因重心線歪斜而偏移的軸心，改善駝背與頸椎過直、圓肩等歪斜情況。

由於姿勢不良所引發的連鎖反應會形成惡性循環，可藉著鍛鍊抗重力肌轉為有加分效果的良性循環。

加強肌力的效果② 消除腰痛、肩膀、頸部、手腳的疼痛及發麻！

若是因抗重力肌衰退而導致重心線的軸心偏移，身體各處的負荷就會加重，引發腰痛及肩膀痠痛、手腳發麻、膝蓋疼痛等不適症狀。

我們活動身體所需動用的全身肌肉，就像穿著從頭到腳尖包得緊緊的緊身衣，整個身體覆蓋著一層薄膜。

這層薄膜稱為**「筋膜」**。

「筋膜」示意圖

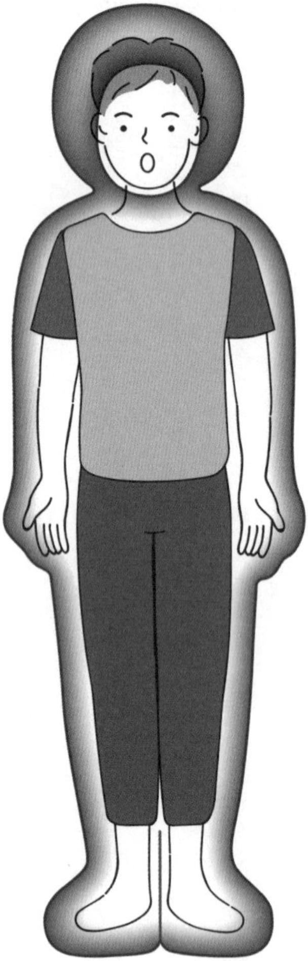

這層筋膜的上方還覆蓋著皮膚。

若是運動不足，筋膜就會因為缺少活動而與皮膚沾黏，變得像老舊橡皮筋一樣萎縮僵硬，與皮膚黏在一起。

如此一來，筋膜會腫脹，使肌肉彈性變差而僵硬。

這時候若是身體往前彎，頸部與肩膀、腰部等處的筋膜與肌肉會受到拉扯，不少人覺得身體疼痛的原因就在於此。

一旦出現疼痛或發麻等不適症狀，我們的身體在無意識中會自動保護感到不適的部位，稱為「假象動作（trick motion）」。

舉例來說，為了保護疼痛的腰部，腿部肌肉因此施加更多力量。身體其他部位就是像這樣努力保護受損部位。

然而，這麼做會**使不適部位變多**，除了腰部以外，連腳踝都開始痛。

不適的部位若是增加，日常動作也會承受比以往更大的負荷，消耗無謂的精力。

因此，稍微動一下就很容易疲倦不堪。

此外，前面提到了頸椎過直會因為姿勢歪斜而壓迫到頸椎神經，有時也因此造成頸部或肩膀、手腳發麻等症狀。

嚴重的話會引起**「頸椎間盤突出」**，指尖的感覺變得遲鈍，難以提筆寫字或拿筷子。

有時也會使腿部不聽使喚，造成行走障礙。

各式各樣令人困擾的問題，都能透過鍛鍊抗重力肌加以改善。

藉由抗重力肌使身體保持最能有效對抗重力的基本姿勢，便能以最低限度的力量支撐身體，既不必消耗無謂的力氣，也不會容易感到疲憊。

還能藉此擺脫身體歪斜所造成的久痛不癒及痠麻。

加強肌力的效果③　促進血液循環並改善畏寒及高血壓！

抗重力肌及其他肌肉衰退後，體溫會下降。

因為**約四〇％的體溫是由肌肉產生**。

體溫是對抗重力的熱能。

只要鍛鍊肌肉，身體自然會變暖，血管也會擴張，促進血液循環，有助於改善高齡者常見的慢性畏寒。

一般常說「寒涼是萬病之源」，也有一種說法是**體溫只要上升一度，免疫力就能提升五倍**。當血液循環變佳而使體溫上升，免疫力自然會提升，不容易罹患感冒或流感等傳染病。

癌細胞怕高溫，據說三十五度左右的低體溫最容易助長癌細胞。

因為增加肌肉會使體溫上升，可以說也有助於預防癌症。

此外，當身體變暖，血液中的中性脂肪及膽固醇也較容易燃燒，可預防動脈硬化所造成的血脂異常（高脂血症）。

再者，下半身的肌肉最容易因為年齡增長而衰退，但只要增加下半身的肌肉，降低血壓的效果同樣可期。

由於肌肉最容易集中在下半身，只要鍛鍊下半身，血液就能從心臟順利輸送到腿部，有助於改善腿部浮腫的問題。

加強肌力的效果④　改善反射神經，避免跌倒的風險！

隨著年齡增加，很容易就被些微段差絆倒。

除了肌肉衰退以外，「反射神經」衰退也是一項因素。

舉個例子，假設走在路上赫然發現：「啊，有段差！」

這項訊息傳到大腦，大腦就會想像：「把腿抬到這個高度就能避開段差。」

於是，「將哪些肌肉、按照什麼順序、做出什麼動作」的指令，就會按照想像，從大腦沿著脊髓通過與肌肉相連的末稍神經，傳至最前端的運動器官。

收到指令後，肌肉便能收縮，接著移動腿部。

這一連串動作的處理速度有多快，取決於反射神經的好壞。

反射神經雖然會隨著老化而衰退，但是不管年紀多大，都能藉著鍛鍊肌肉提升反射神經的功能。

若是能鍛鍊出瞬間就能立即反應的肌肉與反射神經，便能降低被段差絆倒的風險。

加強肌力的效果⑤　幫助自律神經維持平衡並減輕壓力！

當重心線的軸心因抗重力肌衰退而偏移，肋骨的位置就會因為駝背而下降，容易使人無法深呼吸，導致呼吸短促。

長期呼吸短促會使交感神經處於優位，人也因此無法放鬆，容易累積壓力。

由於氧氣攝取不足，造成慢性缺氧。

自律神經

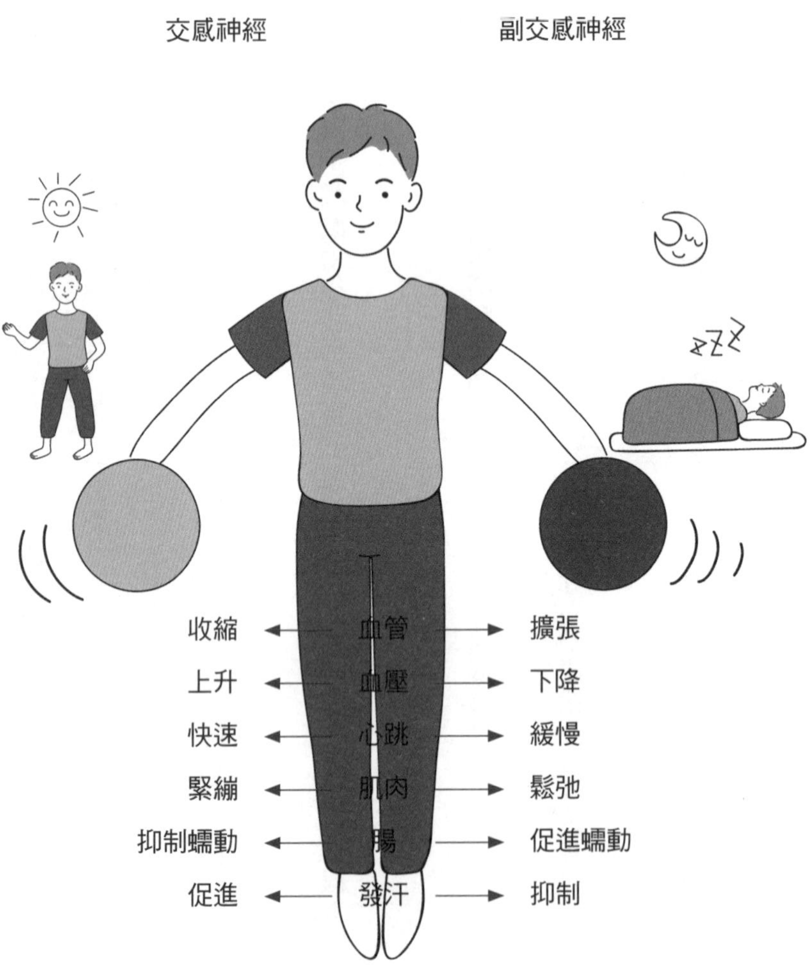

交感神經
副交感神經
收縮
血管
擴張
上升
血壓
下降
快速
心跳
緩慢
緊繃
肌肉
鬆弛
抑制蠕動
腸
促進蠕動
促進
發汗
抑制

肌肉也因為缺氧導致血液循環變差，引起畏寒及肩膀痠痛。

想要保持健康的身心，就要讓活動時佔優勢的交感神經與休息時佔優勢的副交感神經平衡運作。

由交感神經與副交感神經構成的自律神經是二十四小時不停運作，以便調節呼吸系統、循環系統、消化系統等功能。

自律神經與自我的意識完全無關，但是能藉著呼吸幫助自律神經維持平衡。

想要從交感神經佔優勢的狀態轉到副交感神經佔優勢的狀態，最有效的方法是**深呼吸**。

「唉——。」

累積壓力而忍不住深深嘆氣，便是身體為了舒緩緊繃而在無意識間做出的動作。

特意深呼吸自然能吸進一大口氣，因此，攝取新鮮氧氣可使身心達到充電效果。

鍛鍊抗重力肌可修正偏移的重心線，若是再進一步改善壓迫肋骨及腹部的駝背姿勢，呼吸即可變順暢。

能夠順利深呼吸之後，副交感神經便能佔優勢，使身心容易放鬆，進而減輕壓力。

經由腹式呼吸可掌控副交感神經，再藉著**「掃黑健康操」**中的**「氣球呼吸法」**（第一四六頁），便能加強副交感神經的功能，幫助自律神經維持平衡。

平時多做深深吸進腹部的腹式呼吸提高腹內壓，也有助於穩定姿勢與體幹。

加強肌力的效果⑥　可促進代謝，改善高齡肥胖的問題！

肌肉量下降，基礎代謝率也會降低。

呼吸、心臟跳動、維持體溫等生存所需的最低熱量，就是「基礎代謝率」。

不會顯示在體重的「體積」有多可怕

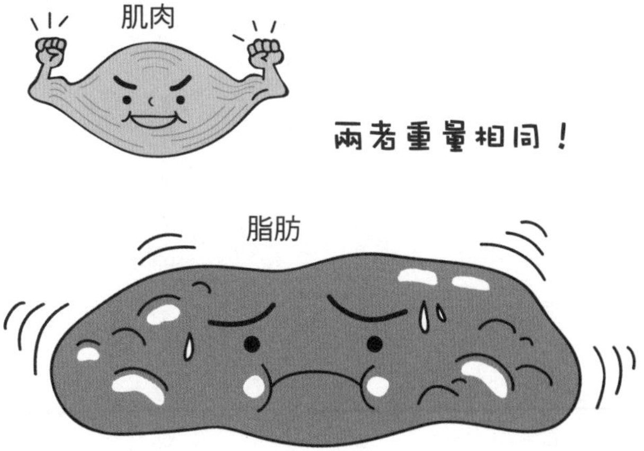

肌肉量多的人，基礎代謝率會比肌肉量少的人更好，即使吃同樣的飲食，也不容易發胖。

脂肪與肌肉相比，兩者差別在於體積相同的情況下，肌肉顯得更重；重量相同的情況下，肌肉顯得更小。

換句話說，**減少脂肪增加肌肉，即使體重增加也顯得苗條**。

此外，休息狀態時，肌肉消耗的熱量是脂肪的三倍。

因此，身上的肌肉比脂肪多的人不容易發胖。

原本肌肉緊致結實的職業運動選手，退出現役後胖得判若兩人，明顯就是受到肌肉與脂肪的影響。

因為不再像現役時期那樣鍛鍊肌肉，所以代謝會隨著肌肉減少而變差。

如今有愈來愈多高齡者因年紀增長而肌肉衰退，代謝因此變差，容易囤積脂肪而變得肥胖。

雖然有人認為：「年紀大了，胖一點才好。」

但是體重增加會加重髖關節及膝關節的負荷，導致腰痛及退化性關節炎等症狀。

此外，經研究指出，內臟脂肪若是增加，就會引發**「代謝症候群**（Metabolic Syndrome）」，罹患心臟病或糖尿病、大腸癌等各種生活習慣病的風險也大增。

話雖如此，高齡者並不需要嚴格限制飲食或減肥。

只要鍛鍊肌肉，提升基礎代謝率，身體自然不容易發胖。

若是減掉厚重的皮下脂肪，不僅體重變輕，也會減輕腰部與膝蓋所承受的負荷。

加強肌力的效果⑦　可強化骨骼，預防骨質疏鬆症！

當骨質密度隨老化而下降，十分容易罹患骨骼變脆弱的**「骨質疏鬆症」**。

據說高齡者的腰椎及大腿骨的骨質密度，一年約減少一％以上。

假設三十多歲的骨質密度是一〇〇，到了七十多歲就會減少約六〇％。

為預防骨質疏鬆症，除了攝取鈣質以外，也必須透過運動刺激骨骼。

因為刺激骨骼的長軸（軸心長的一方），微量的電流就會傳至骨骼，增加骨質密度。

因此，運動量大的運動選手，骨質密度會比一般人來得高。

其中承受較大重力的田徑選手，骨質密度會高於水中競技的游泳選手。

為預防骨質疏鬆症，最有效的便是從事深蹲這類施加重力的運動。

加強肌力的效果⑧ 可支撐內臟，消除食欲不振及便秘！

沿脊椎分布的**豎脊肌**，是背部的抗重力肌。

自脊椎延伸而出的神經，則是連結至以消化系統為首的各個內臟。

因此，內臟機能會隨著豎脊肌衰退而減弱。

只要鍛鍊豎脊肌，就能抑制內臟機能下降。

此外，若是因老化導致肌肉衰退而駝背，會使腹部肌肉鬆弛，內臟不堪負荷而下垂，呈大腹便便的狀態。

腸胃會因此受到壓迫，容易使人食欲不振。

再者，由於胃部受到壓迫，也會造成胃酸逆流到食道所引起的「胃食道逆流」。

當肌肉衰退造成代謝下降，便容易囤積內臟脂肪。內臟脂肪若是囤積在內臟間隙，腸子的蠕動就會變差。

排便即因此受阻而容易便秘。

豎脊肌

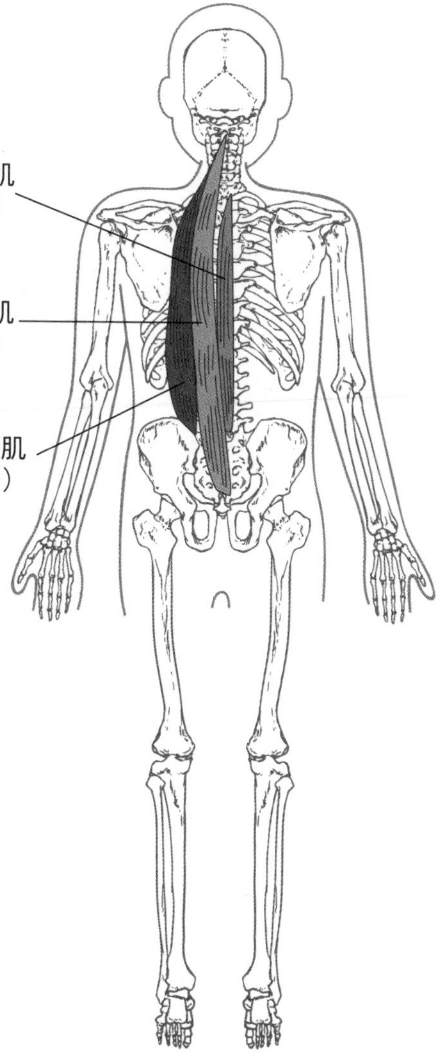

棘肌
（Spinalis）
最長肌
（Longissimus）
髂肋肌
（Iliocostalis Muscle）

腹部的抗重力肌是腹直肌與骼腰肌，具有保護內臟的功能。鍛鍊這些肌肉，便能支撐下垂的內臟，改善食欲不振與便秘。

加強肌力的效果⑨　也有助於預防應力性尿失禁及漏尿！

當姿勢因肌肉衰退而歪斜，不單只是壓迫到腸胃，膀胱也會受到壓迫而造成頻尿。

透過鍛鍊衰退的肌肉矯正歪斜的姿勢，即可減輕膀胱的壓迫。

此外，由於肌肉衰退造成代謝變差，也容易囤積內臟脂肪，導致脂肪擠壓到尿道。

排尿因此受到影響，引起惱人的殘尿感。

若是能加強肌力提高代謝，便能減少內臟脂肪，避免尿道受到壓迫。

再者，四十歲以上的女性常會出現「應力性尿失禁」，也就是因咳嗽或打噴嚏、提重物等動作而使腹部壓力增加，不自主地排出少量尿液。

這是因為封閉尿道及肛門的**「骨盆底肌」**鬆弛所致。

骨盆底肌位於骨盆底部，以懸吊狀態支撐膀胱及子宮等內臟。

做些可鍛鍊骨盆底肌的體操，便能改善應力性尿失禁。

加強肌力的效果⑩　提升肌力也能促進活力！

「我已經不年輕了啊……。」

「以往輕輕鬆鬆就能做到的事，現在都做不到，好難過……。」

隨著年紀增長，開始感受到肌肉以及身體機能逐漸衰退時，會使人失去自信，活力不再。

然而，做做鍛鍊肌力的體操，不但能親眼見證自己的肌肉量數值有所提升，這份成就感也有助於心情好轉。

「我可不服老！」

「就算年紀大了，有心一樣做得到！」

只要提升肌力，就能改善前面所提到的各種不適症狀。

隨著身體狀況漸入佳境，身心也會恢復活力。

解決久痛不癒及痠麻等問題後，便能擺脫惱人的症狀，壓力獲得減輕，幸福感自然提升。

外型體態也顯得健美許多，氣色變好，動作俐落，整個人明顯變年輕。

「你看起來好年輕啊！」

聽到周遭的讚美，自己也會變得更開朗。

對高齡者來說，提升肌力就是最終極的身心回春術。

第4章

簡單又輕鬆！做「掃黑健康操」打造不會臥床的身體！

不會造成身體負擔的提高肌力祕訣

「既然提升肌力就能改善各種不適症狀，那我就從今天開始鍛鍊肌力！」也許有人便因此幹勁十足地開始慢跑或上健身房鍛鍊。

活動身體絕對是一件好事，與其缺乏運動放任肌肉衰退，還不如稍微活動一下身體。

不過，有件事情仍是要注意。

若是運動方式不對，不僅會使身體消耗無謂的精力，有時也會傷身。

為避免這一點，必須先掌握有效活動身體的方法，以免造成身體無謂的負擔。

槓桿原理

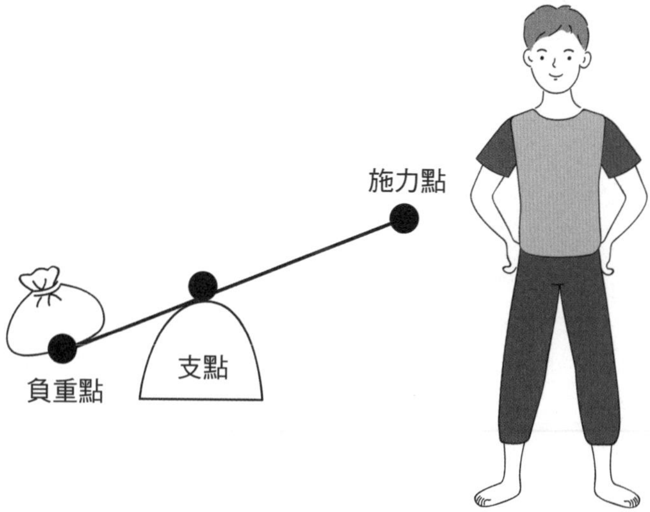

關鍵就是**「槓桿原理」**。

像我這樣的整骨院治療師，在培訓學校所學的第一課就是：

「人體活動就是依靠三種槓桿原理。」

槓桿原理是小學教過的理科知識，各位應該還記得吧？

也許有人說：「我已經忘光啦……。」既然如此，以下為各位簡單說明。

所謂的槓桿原理，就是以最小的力量移動大型物體，將微小動能轉變成龐大動能的意思。

舉個例子，成年人與小孩子一起玩蹺蹺板時，就連小孩子也能輕鬆舉起體重較重的成年人，一上一下玩得不亦樂乎。

這就是運用了槓桿原理。

再比方說，我們可以用老虎鉗扭彎堅硬的鐵絲、也能用拔釘器拔出堅硬的釘子，同樣是藉助了槓桿原理。

能用開瓶器輕鬆打開堅硬的啤酒瓶蓋，以及能用拔毛器輕易拔掉鬍子與雜毛，都是藉助了槓桿原理。

除此之外，指甲剪、自行車的煞車與踏板等等，日常生活中的各種工具都運用了槓桿原理。

這是非常簡單的原理，可花最小的力氣做大事，十分有效率。

槓桿原理大致分成以下三種。

請各位當作複習小時候的理科作業。

第一種槓桿

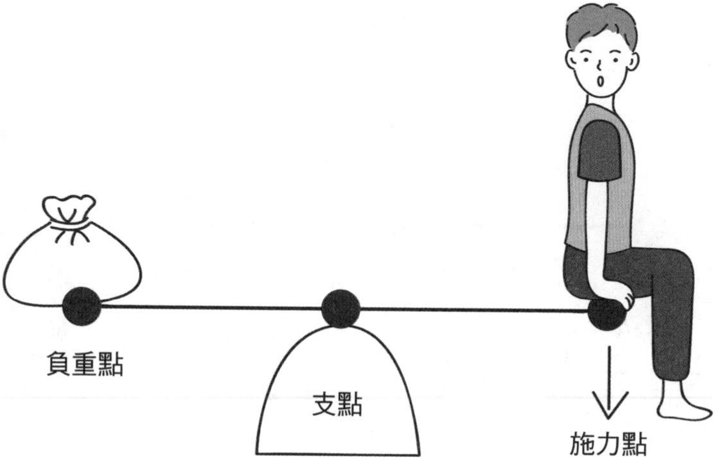

槓桿原理的基本概念，不外乎支點、施力點、負重點（作用點）。

支點是支撐槓桿的點，施力點是施加壓力的點，負重點則是承重的點。

第一種槓桿，支點位於施力點及負重點中間。

「頭部前傾及後仰」、「單腳站立」、「伸展手肘的動作」，便是運用了第一種槓桿的原理。

第二種槓桿

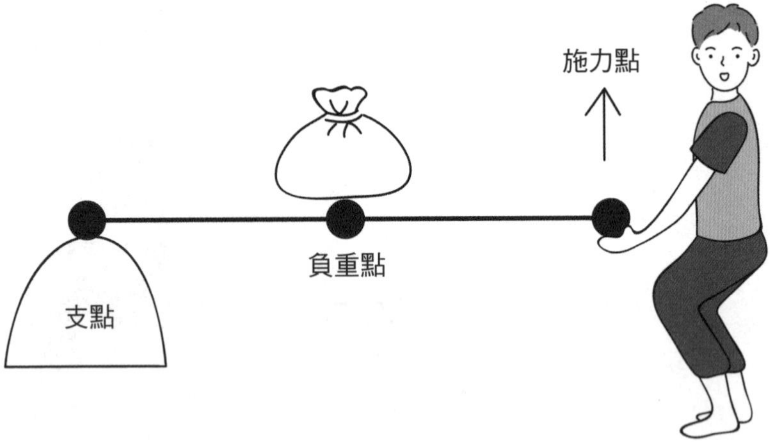

第二種槓桿，負重點位於支點及施力點中間。

例如將長棍插進大石頭下方當槓桿，便能舉起一個人也抬不動的大石頭。

第二種槓桿適用於以最小力氣移動大型物體。

「下顎骨的開闔運動（張開下巴的動作）」與「踮腳尖」，就是運用了第二種槓桿。

第三種槓桿

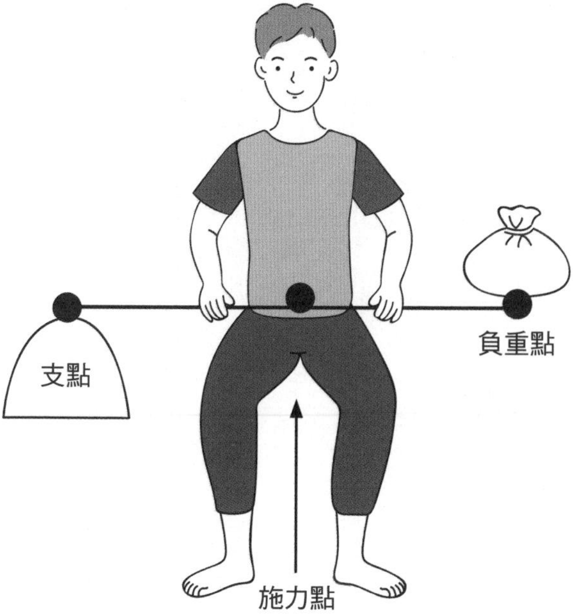

第三種槓桿，施力點位於支點及負重點中間。

相較於施加於施力點的力量，施加於負重點的力量顯得較小，但是能將較小的力量迅速轉變為較大的力量。

「彎曲手肘的動作」、「往旁邊抬起肩膀的動作」、「伸展膝蓋的動作」，就是運用了第三種槓桿。

依照「槓桿原理」就能有效提高肌力！

人體的活動也是按照槓桿原理。

例如頸部上下移動的「點頭」動作，或者聽到鳥叫聲不由自主抬頭看天空，為了迅速移動沉重的頭部，頸部與頭部之間的骨骼便按照第一種槓桿原理運作著。

想要拿高處的物品而踮腳尖並伸展背部時，我們之所以能憑小小的腳尖支撐沉重的身體，就是按照第二種槓桿原理。

配合小孩子的視線而屈膝蹲下來，便是按照第三種槓桿原理。

本章所介紹的高子式「**掃黑健康操**」，則是運用了所有槓桿原理。

以槓桿原理為基礎的動作，配合第七十八頁所介紹的三大部位基本姿勢，就不會因為無謂的動作傷害身體。

不必做劇烈的運動，也能透過槓桿原理有效鍛鍊抗重力肌，因為不需要過度消耗精力，所以每天能輕輕鬆鬆持續下去。

變硬的橡皮筋容易斷掉！

為避免過度鍛鍊肌肉，還有一項重點必須留意。
那就是肌肉的「彈性」。
肌肉的「肌纖維」是由一束一束猶如纖細橡皮筋的肌肉細胞所構成。
肌纖維像橡皮筋一樣具有彈性，可配合身體的動作伸縮。

請想像一下橡皮筋。
正常的橡皮筋很有彈性，一拉就會變長。
但是老舊變硬的橡皮筋，會承受不住拉力而繃斷。
肌肉也跟橡皮筋一樣。**因老化或缺乏運動而變僵硬的肌肉，不僅失去伸展的彈**

性，若是用力拉扯，還有受傷的風險。

我在健身房擔任教練時，經常看到有人配合器械運動過度，結果傷到肌肉及關節。

老年人若是傷到肌肉及關節，會比年輕人花更多時間恢復，導致肌力在靜養期間更加衰退。

為避免肌肉及關節受損，最有效的運動便是「**等長收縮運動**（Isometric）」。這個專有名詞有點難記，但是不需要特別記住。只需了解它是提升肌力的科學理論依據，最重要的是做以此為基礎的運動。

簡單來說，等長收縮運動便是不必伸縮肌肉就能運用肌力的運動。

與此相對的是「**低滲透壓運動**（Hypotonic）」，也就是讓肌肉伸縮並且運用肌力的運動。

等長收縮運動的例子

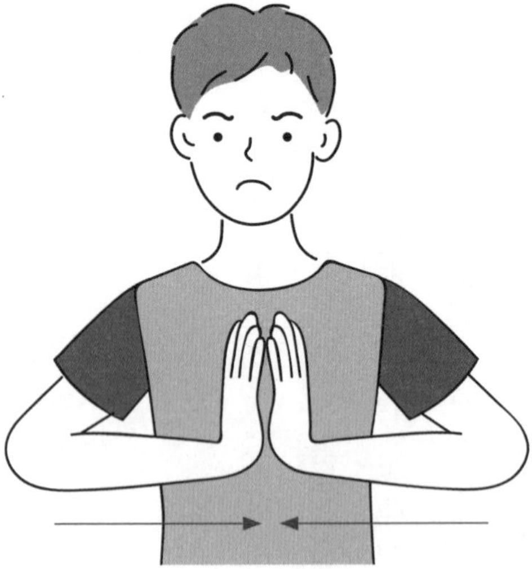

換句話說，貿然伸縮衰退的肌肉，最令人擔心的是肌肉與關節會不會像僵硬的橡皮筋繃斷一樣受損。因此，先做不會讓肌肉伸縮的運動當暖身操，慢慢伸縮肌肉會比較安全。

高子式「掃黑健康操」就是這類體操，可放心持續下去。

不管從幾歲開始做一定都有效！開始做「掃黑健康操」吧！

接下來便是高子式「掃黑健康操」實踐篇。

體操總計七個動作。

最理想的是依序從第一個做到第七個。

因為做完第一至第四個體操動作會促進血液循環，舒緩肌肉，適合作為第五至第七個動作的暖身體操。

棒球及足球比賽開賽前，常看到一群選手會做些伸展操，慢慢轉動肩膀及腰部或是伸展小腿。

平時有在鍛鍊的運動選手，為避免肌肉及關節受損，一定會在正式比賽前做做伸展操，調整肌肉的狀態。這已是不二法則。

至於肌肉衰退的高齡者，請務必做第一至第四個動作，避免傷到肌肉及關節。

這項體操不需要特殊工具，只需**一條普通的毛巾**就夠了。

第一至第二個體操動作，可在早上剛起床或晚上睡前時躺在床上做。臥床的病患也請試一試。

第三個動作是坐在椅子上的體操。膝蓋疼痛或站不起來的人也可實踐。

第四至第五個動作是站著進行的體操。

請根據自己的身體狀況及腰腿情況量力而為。

這些體操都是以「一分鐘」為基準，但僅供參考，請視情況斟酌進行。由於個人情況不同，如果感到疼痛，千萬不要勉強自己。

一開始無法全部做完也沒關係。
習慣之後，自然能做到。
首先帶領各位依序做完七個體操動作。

掃黑健康操1
氣球呼吸法

剛開始先做「氣球呼吸法」。

這種呼吸法是源自古武術鍛鍊法。

只要進行氣球呼吸法，就能活化肚臍下方的丹田，穩定身體的軸心。

此外，也有助於調節紊亂的自律神經、改善腿部浮腫。

因為腰痛而覺得起床很吃力的人，透過氣球呼吸法，即可驚訝地發覺起床變得輕鬆許多。

身體搖搖晃晃容易失去平衡的人，建議最好做做氣球呼吸法。這麼做可加強腹內壓，維持身體平衡。

這項動作以腹式呼吸為基礎，需要一些訣竅，請根據以下解說試試看。

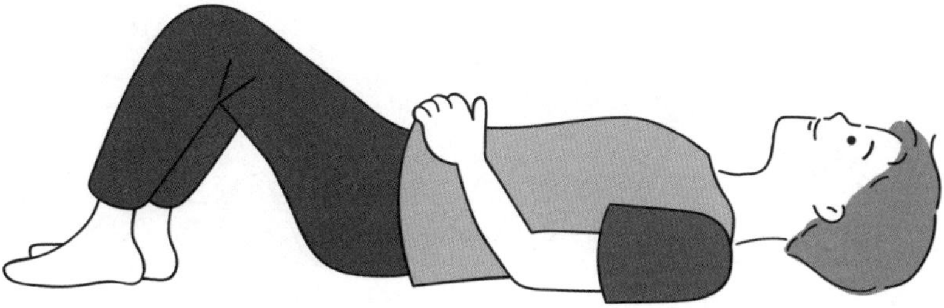

①平躺下來，抬起膝蓋。

請躺在床上或平整的地方，慢慢抬起膝蓋。

抬起膝蓋可讓腹部周圍稍微放鬆，呼吸較輕鬆。

※這時候請將兩手放在腹部，感受腹部的動作。

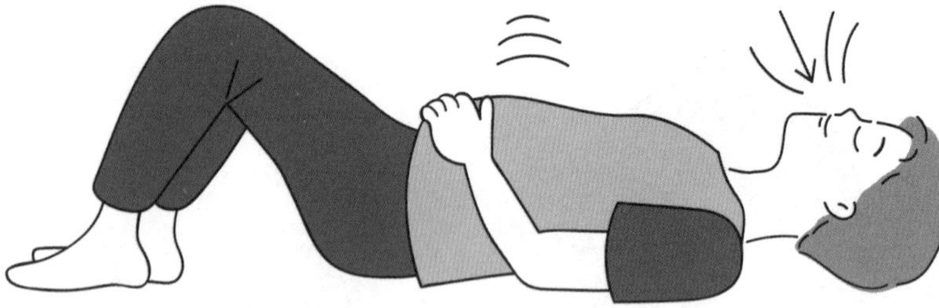

兩手放在腹部，感受腹部膨脹，腹內壓升高。

②吸氣，使腹部像氣球一樣膨脹。

以三秒鐘的時間從鼻子深吸一口氣，使腹部膨脹。

這時候盡量不要採用從胸部吸氣的胸式呼吸，想像肚子裡的氣球膨脹到最大，將空氣確實吸進腹部。

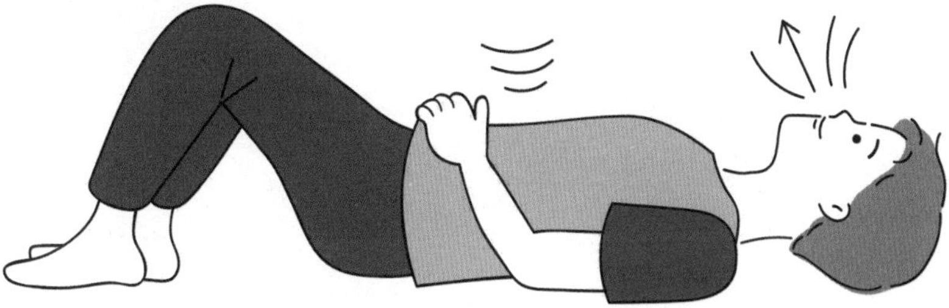

③像洩掉氣球空氣一樣慢慢吐氣。

感覺腹內壓提高後，這次花十秒鐘時間從鼻子或嘴巴細細慢慢地吐氣。

通常會忍不住吐出一大口氣，請想像肚子裡的氣球猶如自然洩氣，緩慢地消氣。

①~③的呼吸進行五次（約一分鐘），共做四組（約一至五分鐘）。

只做五次（約一分鐘）即可見效，建議做二十次更能深刻感受到效果。

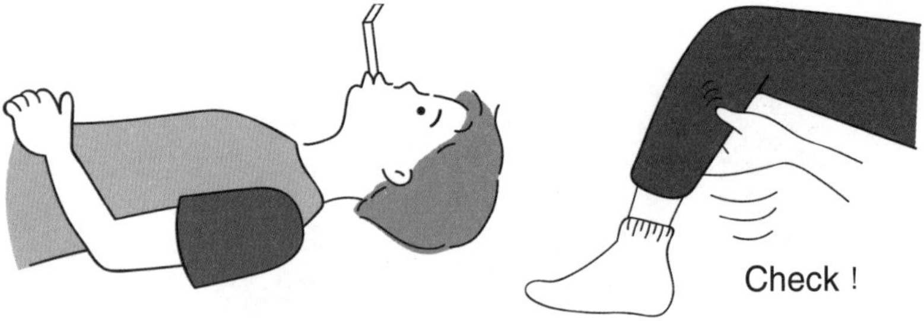

○**重點**

做腹式呼吸時，想像肚子裡的氣球膨脹、洩氣。做完氣球呼吸法後，放在腹部的手掌若是能感受到「咚、咚」的跳動，就是合格。

○**確認氣球呼吸法實行前後的狀態！**

氣球呼吸法是能有效改善腿部疲勞及浮腫的體操。**請用手指確認小腿的堅硬程度**，比較氣球呼吸法實行前後的狀態。氣球呼吸法實行後，應該會覺得小腿變得柔軟。如果感受不出來，請再做一至二分鐘氣球呼吸法。

※坐著也能實行氣球呼吸法。請靠在椅背上，讓腹部更容易膨脹起來。

※腹式呼吸實行得不順利的人，請**在嘴裡含一根吸管**，練習細細且緩慢地吐氣。剛開始可用較粗的吸管練習。

掃黑健康操2
Shae體操

「Shae體操」是效用廣泛的體操，有助於消除頸部、肩膀、腰部、坐骨神經、髖關節、膝蓋等處的疼痛。「Shae」是源自赤塚不二夫的漫畫《阿松》（おそ松さん），其中有位人物叫「大板牙（イヤミ）」，每當作出討人厭的動作時就會喊一聲「Shae」。因為這項體操的動作很像這個招牌動作，病患實際做了之後便取名為「Shae體操」。

「Shae體操」是能有效讓身體柔軟的體操。

因為肌肉衰退而駝背，身體前面的筋膜便容易與上方的皮膚沾黏而僵硬萎縮。連結頭部與胸部、支撐頭部動作的「胸鎖乳突肌」，以及腰部連結脊椎與大腿的骼腰肌等處的肌肉也會僵硬萎縮。但是實行「Shae體操」，不會過度拉扯筋膜與肌肉，可從萎縮僵硬的狀態回復柔軟狀態。走路常絆倒的人可透過「Shae體操」加強腰大肌，從此不再被絆倒。

①平躺下來，抬起膝蓋。

平躺下來，兩腿張開至與肩同寬，抬起膝蓋。

兩手的手掌朝下，兩臂自然垂放。

②膝蓋往旁邊倒。

兩腿往右倒。

慢慢實行鼻子吸氣、嘴巴吐氣的腹式呼吸。

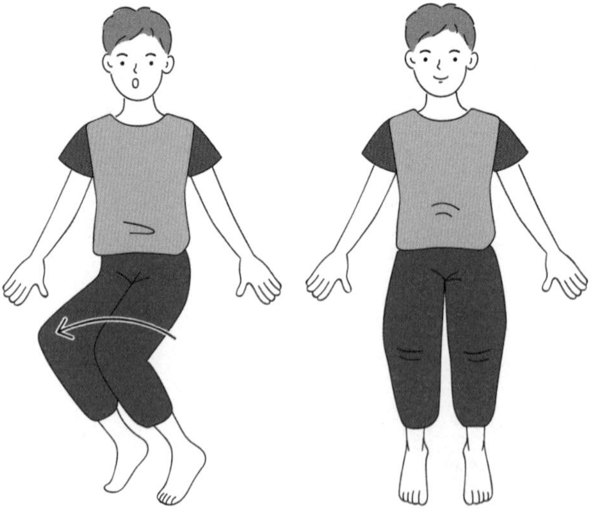

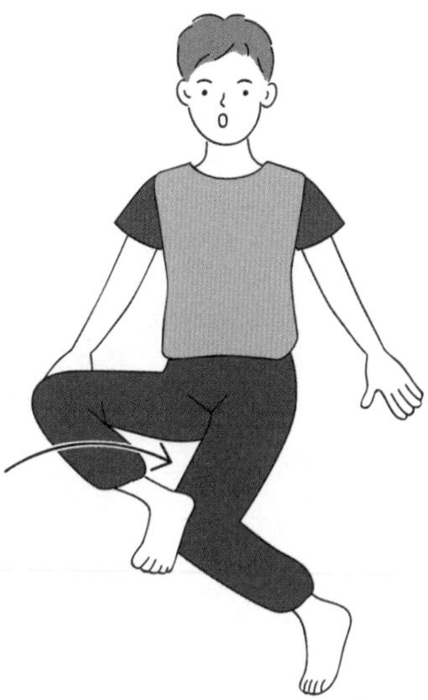

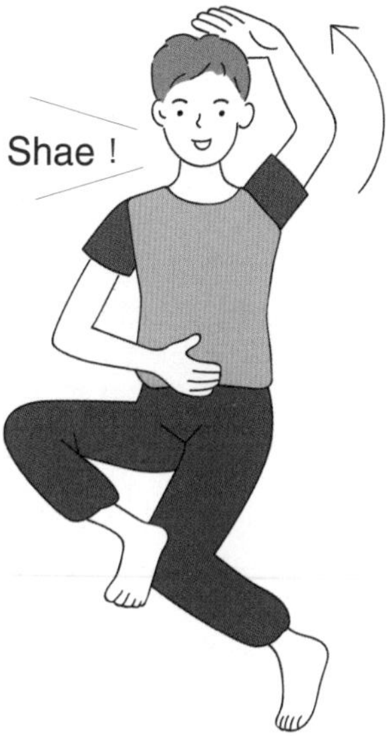

③腿放在膝蓋上。

將右腿輕輕放在左膝上。

實行腹式呼吸時，腿部的重量會輕輕施力，因此，右腿放在左膝上時，請不要用力壓膝蓋。

④抬高手臂，伸展肋骨線。

將左臂移至頭部上方，伸展腋下的肋骨線。將右臂放在腹部上方，擺出「Shae」動作。

請一邊持續腹式呼吸，一邊感受左側腹至臀部的肌肉是否伸展。

將這動作維持三十秒，回到「Shae

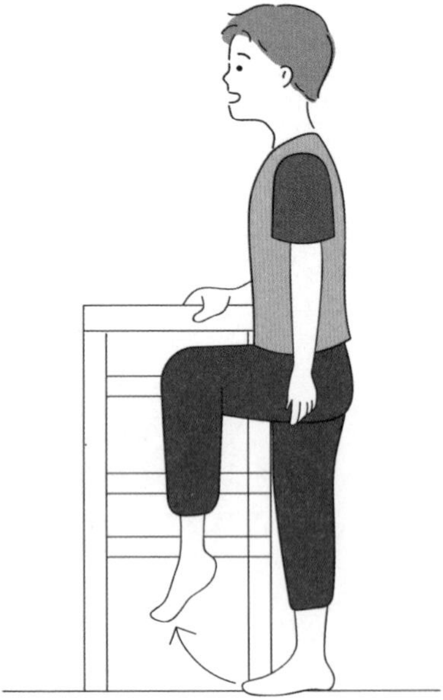

體操」的①（第一五二頁），以同樣方式開始另一邊。「左＋右」為一組（約一分鐘），最好完整實行三組。

○重點

擺出「Shae」動作時，側腹與臀部要以髖關節為中心確實伸展！

○確認Shae體操實行前後的狀態。

請在Shae體操實行前，**試試單腳站立**。Shae體操實行後，同樣單腳站立看看，覺得腿能輕鬆抬起來，就是合格。如果感覺不出變化，請在追加實行一至二組。

※實行Shae體操時，**手臂若是舉不起來，也不必勉強自己**。只要腰部至大腿根部的髂腰肌有確實伸展，就無大礙。髂腰肌確實伸展，可預防跌倒。

掃黑健康操3

腳趾猜拳

「腳趾猜拳」，這項體操是將腳趾擺出猜拳中的「石頭」與「布」。

腳底隨時支撐全身的重量，吸收來自地面的衝擊。腳底的肌肉若是衰退，身體便容易失去平衡。

利用腳趾鍛鍊腳底與腳掌內側的肌肉，可提高行走的穩定性。除此之外，也有助於預防拇指外翻及腿部抽筋。

實行「腳趾猜拳」時，也可在腳底墊一條毛巾，用腳趾抓皺毛巾也ＯＫ。

順帶一提，著重腰腿強壯的橄欖球日本隊選手，據說會在毛巾末端放置十至二十公斤的重物鍛鍊腰腿。

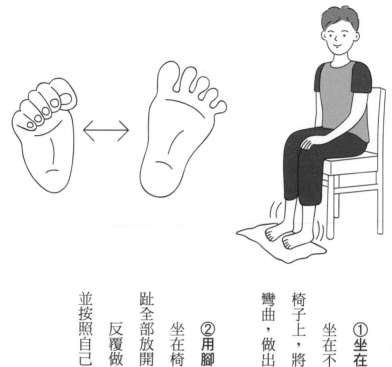

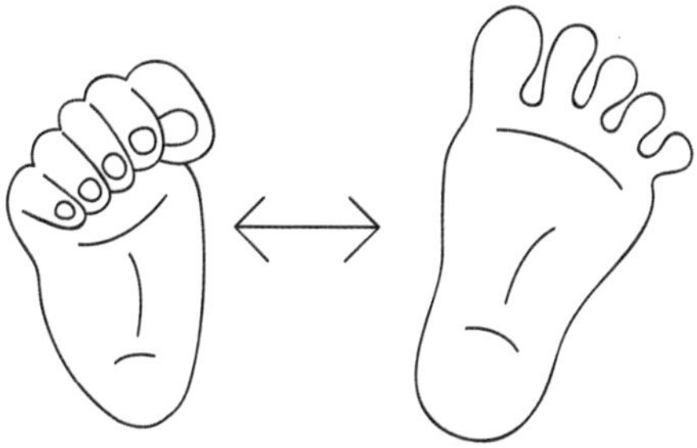

①坐在椅子上，用腳趾出「石頭」。

坐在不會太高、不會讓腳跟踮起來的椅子上，將腳跟平放在地面，從腳趾根部彎曲，做出猜拳的「石頭」。

②用腳趾出「布」。

坐在椅子上，腳跟平放在地面上，腳趾全部放開，擺出猜拳的「布」。

反覆做出「石頭」與「布」的動作，並按照自己的步調持續一分鐘。

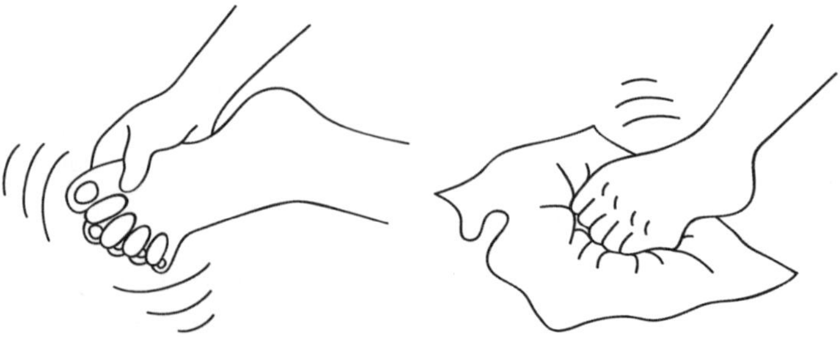

○重點

注意不要讓腳跟抬起來，大腳趾的動作愈大愈有效果。

覺得動腳趾很吃力的人，可在每根腳趾中間夾衛生紙。

做體操時容易腿部抽筋的人，可將手指夾進腳趾活動一下，有助於預防腿部抽筋。

○確認腳趾猜拳體操實行前後的狀態！

在「腳趾猜拳體操」實行前後，請試試將身體往前彎的「前屈」以及將身體往後彎的「後仰」。應可實際感受到可動區域變大。

※可動區域的範圍因人而異。

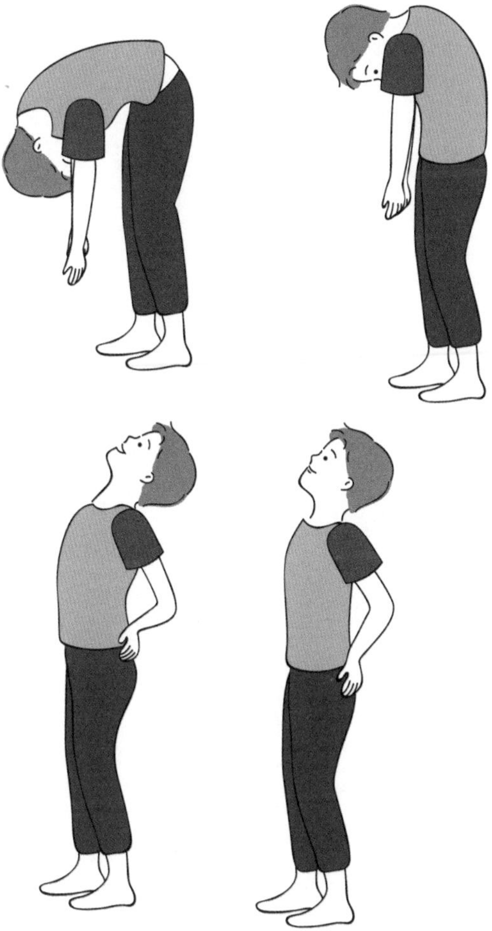

掃黑健康操4
節拍器體操

「節拍器體操」一如文字所示，是像節拍器（穩定維持音樂節奏的裝置）一樣左右規律擺動的體操。

實行這項體操可使整個背部的肌肉緊致結實，且能改善駝背。

這項動作還可將肋骨往上抬，鍛鍊兩側下方支撐呼吸的腹斜肌，有助於呼吸時更容易攝取新鮮的氧氣。

這項動作也能擴展肩關節的可動區域，預防四十肩（編註：台灣俗稱「五十肩」）等問題。由於加強了上半身的肌肉，可避免跌倒時撞倒臉部。

只需使用一條毛巾，便能隨時隨地實行節拍器體操。最好使用比擦臉巾更大一些的毛巾。

將毛巾拉開，往左右兩側用力向外拉扯，可使身體繃緊，效果等同上健身房用器械鍛鍊。

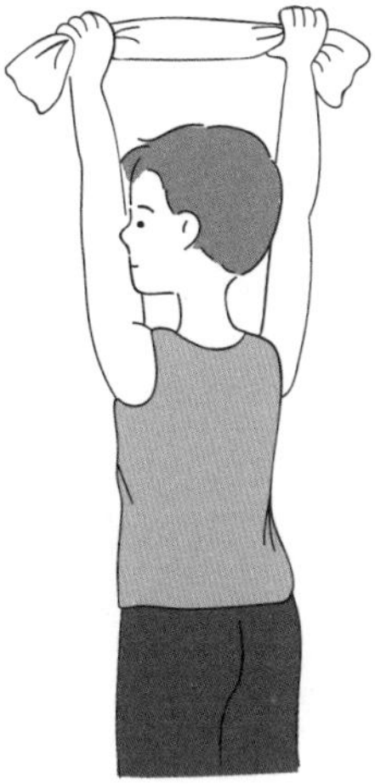

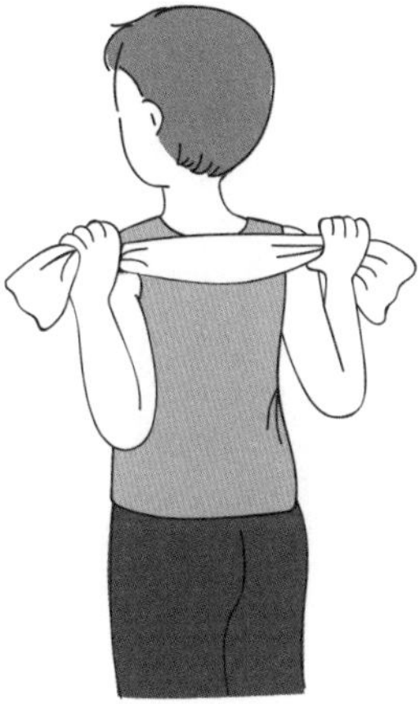

①兩手高舉毛巾。

兩腳張開與肩膀同寬，兩手高舉毛巾兩端，用力拉直。

覺得抬起肩膀及手臂很吃力的人，舉到自己能承受的高度即可。

②繼續將毛巾拉直，手肘彎曲。

繼續將毛巾拉直，手肘彎曲，往身體繃緊。

肩膀僵硬的人彎曲手肘時，請將毛巾降至耳朵左右的高度即可。動作的幅度以「輕鬆愉快」為主。將動作重複五至十次。

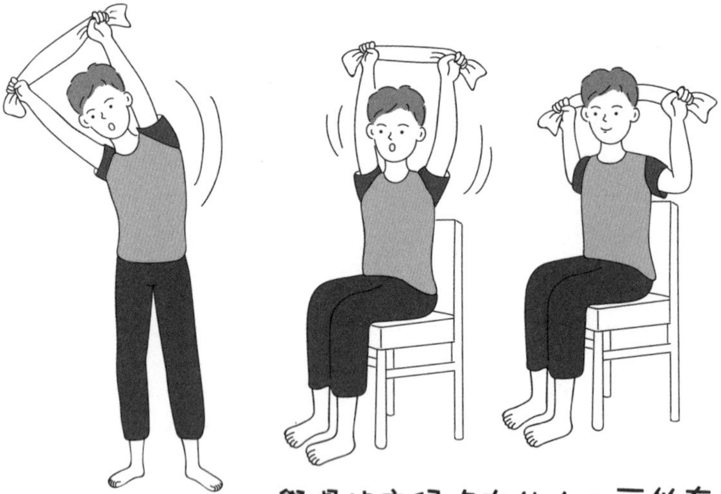

覺得站立很吃力的人，可坐在椅子上，只活動上半身。

③左右交互彎曲上半身。

高舉毛巾、慢慢將上半身往右彎，再慢慢回復原位，繼續將上半身往左彎。

把自己當成以緩慢節奏擺動的節拍器，持續一分鐘。

彎曲身體時仍要拉直毛巾，注意不要讓毛巾鬆弛。

彎曲幅度太大會使身體失去平衡，在自己能承受的範圍內擺動即可。

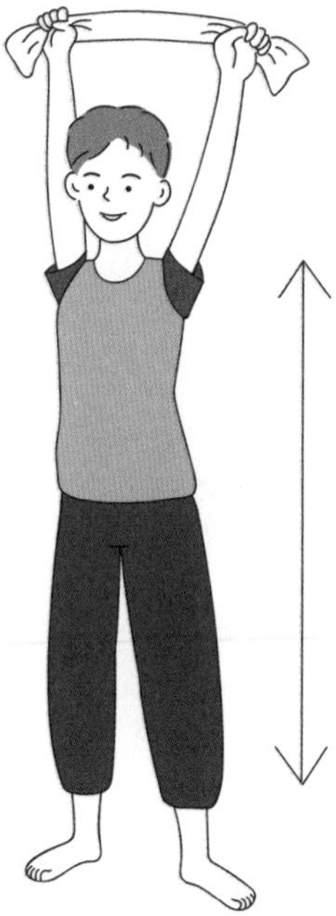

○重點

將毛巾拉直，緩慢擺動。注意不要讓身體往前傾。

截至目前為止是避免傷到肌肉與關節的暖身操。在自己能承受的範圍內活動即可，請務必先實行「掃黑健康操1～4」，再繼續下一階段。

掃黑健康操5
超猛深蹲

「超猛深蹲」這項體操採用類似相撲選手的必殺動作「推出」。可有效鍛鍊隨老化而衰退的大腿肌肉。

實行時大喝一聲，就能像力大如牛的相撲選手一樣充滿幹勁。

①兩腳張開與肩同寬。

兩腳張開與肩同寬，腳尖往外張開約四十五度。

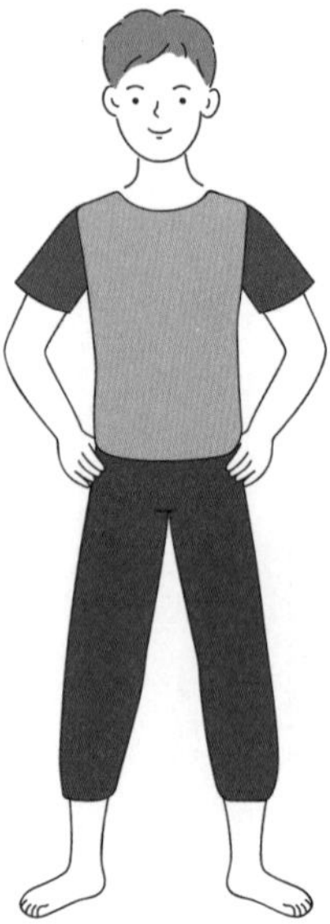

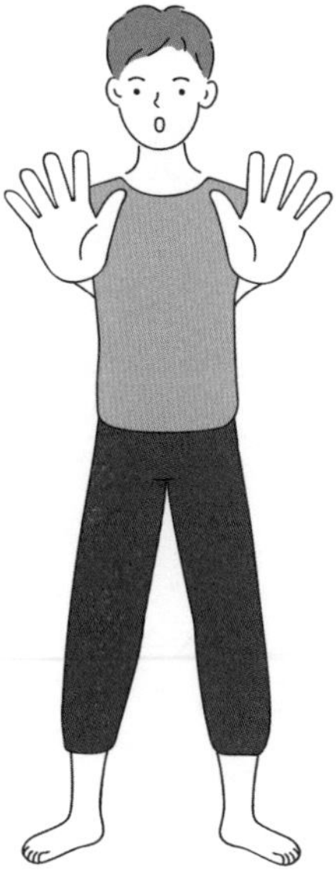

②舉起雙手，手掌朝前方。

手臂抬至與肩同高，手指張開，手掌朝前方。

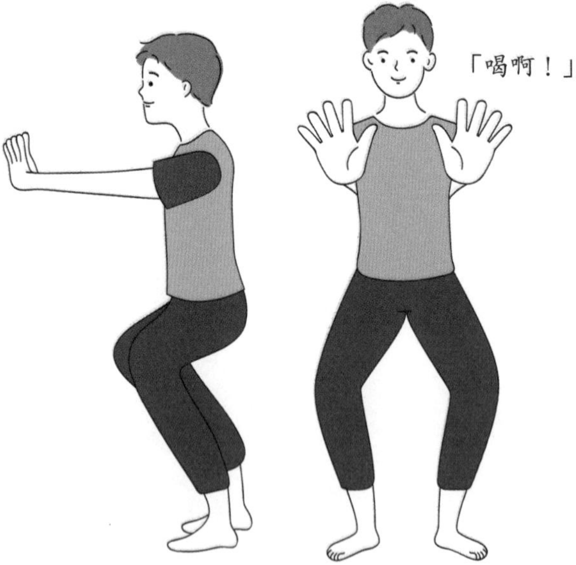

③膝蓋彎曲約九十度往下蹲。

膝蓋彎曲約九十度，往下蹲至大腿與地面保持平行的高度。

維持姿勢約十秒鐘，接著回到①的姿勢。

膝蓋彎不下去的人，請在盡量蹲到自己能承受的地步。

膝蓋與腳尖的方向要一致，注意不要讓膝蓋前傾超過腳尖。

回想「腳趾猜拳體操」，用腳趾牢牢抓緊地面，效果更好。

①～③為一組，最好重複五至六次。

最終目標是維持③的動作從十秒鐘延長至一分鐘。

大腿抖得難以堅持的人，維持五秒或十秒即可，稍微休息一下再以總計一分鐘為目標。

接下來慢慢提升難度，能做到第五階段的話，上下樓梯應該會更加輕鬆。

等級1　10秒×6次

等級2　15秒×4次

等級3　20秒×3次

等級4　30秒×2次

等級5　1分鐘×1次

〇重點

注意不要讓膝蓋超過腳尖，腳趾輕輕擺出「石頭」的握拳動作。

掃黑健康操6
芭蕾站姿

「芭蕾站姿」這項體操，類似芭蕾舞者的基本動作。芭蕾舞者的抗重力肌經過鍛鍊，所以能不受重力影響似的輕盈起舞。實行這項體操，可鍛鍊小腿至臀部的抗重力肌。請把自己當成芭蕾舞者，試著挺直背部。

①腳尖往外張開四十五度，大腿夾著毛巾站直。

站立時腳跟併攏，腳尖往外張開四十五度。

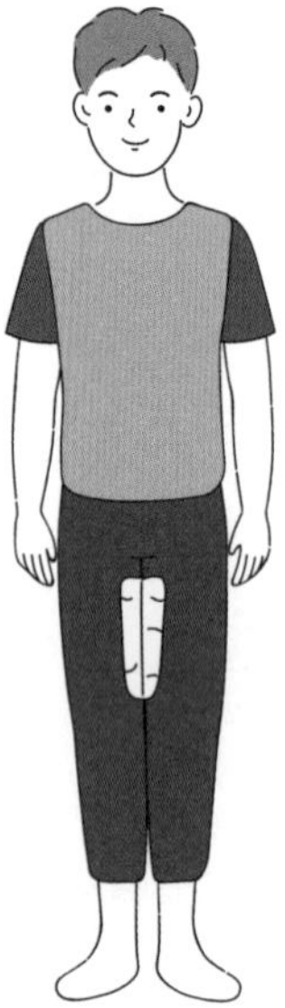

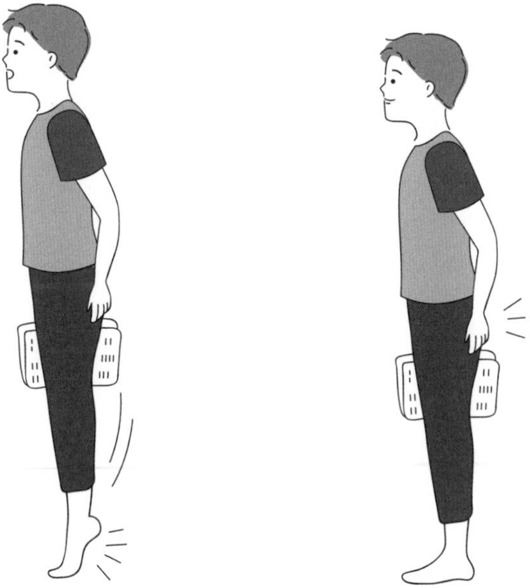

②大腿夾著毛巾，手放在臀部。

手掌放在臀部，確認臀部的「臀大肌」是否有出力。

③抬起腳跟，用腳尖站立。

大腿繼續夾著毛巾，一邊感覺臀部有出力，一邊抬起腳跟。

覺得快站不穩時，請不要勉強自己，立刻抓著扶手等物體穩住身體。

保持約十秒鐘的前傾姿勢後，回到①的姿勢，①～③為一組，總計重複五至六次。

小腿抖得難以堅持的人或者腿部抽筋的人，維持五秒或十秒即可，稍微休息一下再以總計一分鐘為目標。

接下來慢慢提升難度，最終目標為30秒×2次。

等級1　10秒×6次

等級2　15秒×4次

等級3　20秒×3次

等級4　30秒×2次

○重點

大腿用力夾緊毛巾，注意不要掉落，有助於穩定身體的軸心。

掃黑健康操7
平衡行走

「行走」的動作，便是「反覆單腳站立」。這就是鍛鍊腰腿避免跌倒的祕訣。本書開頭請各位試做了「單腳站立測試」（第十五頁），不知道還記得嗎？肌力若是衰退，單腳站立沒多久就會失去平衡。

日本厚生勞動省也立定了目標，希望往後有愈來愈多高齡者能單腳站立，預防因老化而腿力衰退，導致行走困難的情形。

「平衡行走」，就是應用單腳站立動作的體操。剛開始也許搖搖晃晃而無法單腳站立，慢慢就會習慣。

持續這項體操可鍛鍊臀部的臀中肌與腰部的腰大肌，使身體的軸心穩定，不容易跌倒。

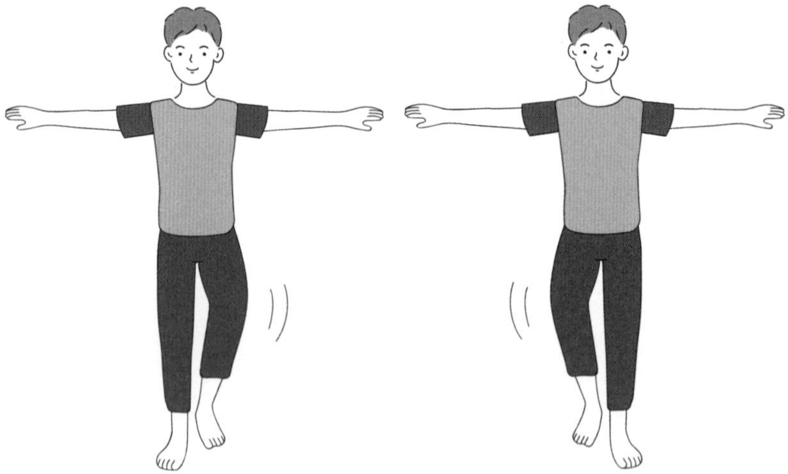

①兩臂張開，膝蓋彎曲九十度，單腳站立。

兩臂向外平舉，右腳膝蓋彎曲九十度，大腿抬高與地面呈平行，只用左腳站立十秒鐘。搖搖晃晃的人，請先以單腳站立靜止五秒為目標。

②換腳單腿站立。

以同樣方式抬高左腳，只用右腳站立十秒鐘。

「左十秒＋右十秒」為一組，共實行三組（總計一分鐘）。

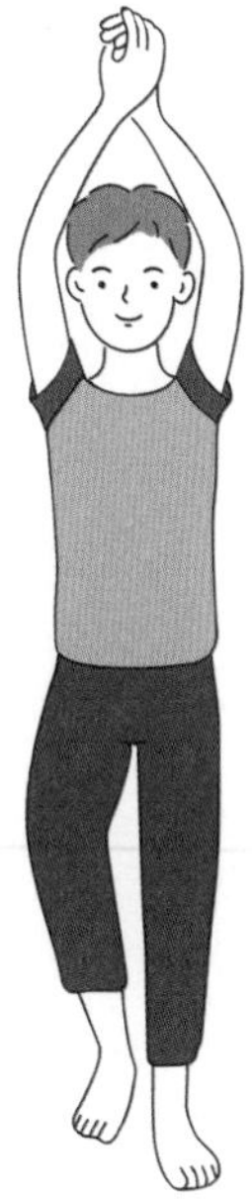

用單角承受身體的重量，注意保持平衡，不要搖搖晃晃。

有餘力的人可將雙手高舉至頭頂相握，更能鍛鍊平衡感。

〇重點

實行時務必注意第七十八頁介紹的「三大部位」！

身體軸心若是歪斜，維持平衡的臀中肌便無法發揮作用，實行時請對著鏡子。

不放心的人可握著扶手實行。

提高「掃黑健康操」效果的祕訣

祕訣1　不要停止呼吸！

專心做體操時，有時會不自覺地停止呼吸。

我們一天會呼吸一萬五千次至二萬次，據說深呼吸比淺呼吸好，恢復精神效果堪比一般呼吸再多呼吸二萬次。

自律神經基本上無法由自己控制，唯一能控制自律神經的方法，就是深深吸進腹部再緩慢吐氣的腹式呼吸。

實行腹式呼吸時，別忘了掃黑健康操第一個動作的「氣球呼吸法」。

特別是高齡者，若是在做體操途中憋氣停止呼吸，有可能造成血壓突然上升，請務必小心。

祕訣2　體操×飲食效果加倍！

想要有效增加肌肉，最重要的是重新檢視飲食。

從認證教練的角度來看，「訓練佔一成，飲食佔九成」，可見增加肌肉與飲食息息相關。

大多數人之所以感受不到運動的效果，幾乎都出在飲食問題上。

肌肉的主要成分是蛋白質，所以含蛋白質的食材絕對不可少。

每一公斤體重需均衡攝取約兩公克肉類及魚貝類、蛋、乳製品所含的「動物性蛋白質」，以及豆腐等大豆食品富含的「植物性蛋白質」。

另一項重要成分是酵素。

酵素是消化、吸收及分解營養成分所需的營養素。

酵素也是促進血液循環及提升代謝，以及增加肌肉時不可或缺的營養素。

然而，體內產生的酵素會隨著年齡增長而減少，六十多歲的人所產生的酵素，只有二十多歲的人的三〇％左右。

因此，必須從食物積極攝取酵素，才能補足缺乏的部分。

除了蔬菜水果以外，海藻及堅果等食材也含有酵素。

其中含量最多的是納豆及起司等發酵食品——尤其是味噌的酵素含量極其豐富，推薦各位不妨將蔬菜切成長條沾味噌來吃。

酵素不耐高溫，因此攝取的重點是不需加熱。

平時雖然可透過營養補充品補充酵素，但是在日本有義務以加熱殺菌的方式處理液態酵素，所以在選擇時需多留意。

富含食物酵素的「世界三大發酵食品」如下所示：

第一位　味噌（日本）

第二位　天貝（印尼的傳統食品）

第三位　納豆（日本）

可見日本是世界首屈一指「發酵食品大國」。

日常飲食多攝取酵素，就能增加肌肉，活力充沛！

祕訣3　舒緩筋膜讓身體更易活動

第三章（第一一四頁）提到了「筋膜」這層薄薄的組織膜包覆著肌肉。

筋膜就像潛水衣一樣包覆全身，而且是從表層至深層的立體包覆，可說是支撐組織的「第二骨骼」。

筋膜是柔軟的組織，具有容易萎縮沾黏的特性。

筋膜的萎縮與沾黏有時會引起痠痛，這也是肌肉失去柔軟度的原因。

若是在這種狀態下運動，便容易跌倒或受傷。

「掃黑健康操」則包含了自然伸展筋膜的動作。

如果在做體操途中感到疼痛，建議使用「刮痧板」（源自中國古代的民俗療法工具）等工具輕輕刮拭，想像自己正在舒緩僵硬的筋膜。

祕訣4擺出「超人姿勢」常保活力！

高齡者難以持之以恆做運動的原因，以「麻煩」、「意興闌珊」等心理方面的問題居多。在此教各位一項祕訣。

請將兩腳大幅張開，兩手插腰，挺起胸膛威風凜凜地站著。

——沒錯，就是擺出「超人姿勢」。

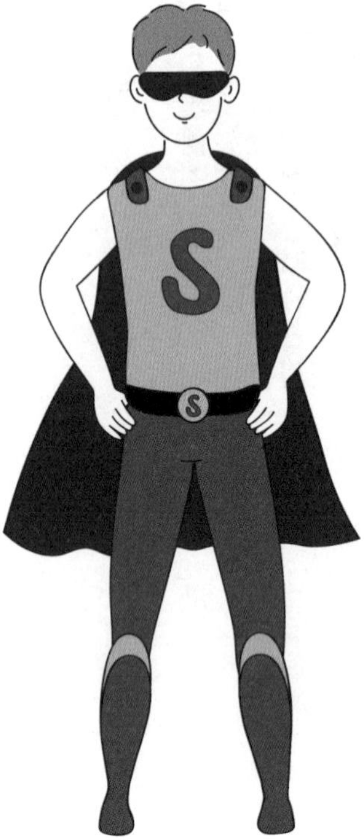

根據哈佛大學的研究顯示，維持超人姿勢兩分鐘可強化腦部機能及提升熱忱。擺出超人姿勢可刺激分泌維持健康身體所需的荷爾蒙「睪固酮」。

如此一來，可提升熱忱的神經傳導物質「多巴胺」也會受到刺激而分泌，使人精神亢奮，幹勁十足。

此外，睪固酮具有抑制負面情緒、激發正面情緒的功用，可有效預防憂鬱症。

再者，睪固酮可改善有細胞能源工廠之稱的「粒線體」功能，因此也具有抗老化的效果，可延緩因老化所引起的身心衰退。

覺得意興闌珊時，請務必試試超人姿勢！

第5章

肌肉絕不會騙你！儲存你的健康與幸福！

邊睡邊做、邊看電視邊做、邊聊天邊做也OK的「一心兩用體操」！

「如果是這種體操，我應該可以每天做！」

若是有人實際體驗「掃黑健康操」後能有如此感想，將是我莫大喜悅。

沒必要苦著一張臉做體操。

因為這樣無法持之以恆。

請在日常生活中，以「一心兩用的心態」輕鬆做體操。

最重要的是持之以恆！

不妨以這種心態，將「掃黑健康操」融入日常生活吧？

早晨，可以直接躺在被窩裡實行「氣球呼吸法」。

由於腹內壓升高，幫助自律神經維持平衡，或許就此開啟美好的一天。

和可愛的孫子們一邊大聲說「Shae-!」一邊做「Shae體操」想必也很開心。

或許就在不知不覺間，發現自己走路時，腿抬得比以往更輕鬆。

一邊看電視一邊做「腳趾猜拳體操」動動腳趾，或許發現自己站起來時不再搖搖晃晃。

不妨趁著看書的空檔做做伸展操，像是「節拍器體操」也不錯。

活動身體可促進腦部的血液循環，使注意力集中，坐在書桌前看書拾獲許更能加深理解。

不妨一邊看氣氛熱烈的相撲比賽實況轉播，一邊做「超猛深蹲」。

或許會因此發現自己的腰腿就像橫綱力士一樣穩健。

不妨趁著電視廣告時段或煮開水期間，握著扶手等處做「芭蕾站姿」。或許會發覺自己在爬坡或上樓梯時輕鬆許多。

遇到不能外出的日子，可以一邊遠眺窗外，一邊做「平衡行走」，有助於轉換好心情。

這樣一來，或許能找回走路時不會搖搖晃晃的平衡感。

當習慣成自然，利用日常生活中微不足道的「空檔」實行「掃黑健康操」，慢慢就會成了每天的例行公事。

自己的身體也會在反覆做體操的過程中記下每個動作，不必思考就能做出來。

若是能將「掃黑健康操」融入日常生活裡，便能像呼吸一樣自然而然強化肌力。

話說回來，英國倫敦大學學院曾做過一項調查，讓九十六名受試者從慢跑或健身等項目中，選一項看似每天都能持續但實際上從未做到的行動，實驗看看是否能將它養成每日的習慣。結果顯示，養成習慣所需時間的平均值為六十六天。

儘管因人而異，但我認為只要能持續兩個月，就能養成新的習慣。

想法與肌肉都不要硬梆梆，最好要靈活有彈性！

持之以恆固然重要，但是沒必要「我每天非要認真做體操不可」，太過執著只會令人痛苦。

許多人一覺得「好痛苦」、「好麻煩」，就會半途而廢。

剛開始還能認真堅持一個星期左右，慢慢地便嫌麻煩而放棄，當然也鍛鍊不了肌肉。

「今天太累，明天再努力。」

有時候放個假也沒關係。

「今天肩膀痛得舉不起來，就不做需要抬手的體操了。」

「感覺有點感冒，今天就只做能躺在床上做的體操吧。」

可以根據自己的身體狀況隨機應變。

當然，完整實行七個體操動作是最能有效提升肌力的方法。

但是不必追求完美。

因為我們只是肉體凡胎，不是機器人，當然會有身體不適的時候，有時心情也欠佳。

遇到這樣的日子，不妨安心偷個懶。

不必莫名產生罪惡感。

想法與肌肉都不要硬梆梆，最好要靈活有彈性。

「掃黑健康操」就是讓自己恢復活力的體操。

目的不是為了「做到完美」，而是「**讓自己身心健康**」。
做體操不過是提升肌力的手段罷了，主角仍是自己。
請視自己的身體狀況，以能夠樂在其中持之以恆為目標。

「不想給家人添麻煩」的人的最優先課題

我平時治療許多高齡者，不少病患常說：

「反正我不想給孩子及家人添麻煩。」

我的父母也說過同樣的話，所以我非常理解這樣的心情。

當年紀愈來愈大，比起自己的身體哪裡疼痛、哪裡不舒服，更難受的是給家人添麻煩。

年輕的時候還能精力充沛地養育孩子，如今的生活卻得仰賴孩子的照護，這要父母情何以堪。

隨著社會朝高齡化發展，近幾年來有愈來愈多人因老化造成肌肉與關節等運動器官衰退，導致站立或行走等移動機能下降的「運動障礙症候群（Locomotive Syndrome）」。

簡稱「LOCOMO」的症狀若是惡化，就會影響日常生活。

若是置之不理，將來極有可能演變成需要照護的情況。

「LOCOMO」並不是高齡者才有的問題，也是當事者的家庭問題。

肌力衰退與「LOCOMO」息息相關。

例如本文開頭請各位做的「單腳站立」，無法堅持二十秒以上的人，有可能存在「LOCOMO」的風險。

如果真心覺得「不想給家人添麻煩」，提升肌力便是無可避免的最優先且最必要的課題。

今天開始提升肌力，不但能延長自己的健康壽命，也能節省醫療費用，說來說去還是為了摯愛家人的幸福著想。

「如果我不能走路了……。」

「如果我臥床不起、給家人添麻煩的話……。」

與其擔憂未來而惶惶不安，不如想辦法消除眼前的不安要素，更能減輕壓力。

什麼都不做只會讓肌肉繼續衰退，導致心裡更加不安，但是做體操可防止肌肉衰退，也能化解心中不安，轉為美好希望。

同樣的一天，與其惶惶不安胡思亂想，不如做做「掃黑健康操」樂觀開朗地度過！

提高動力的祕訣1
獲得「成就感」

開始新的嘗試時，若是看不見目標，總是讓人興致缺缺。

慶幸的是，我們能透過機器測量肌肉量增加的過程，持續得愈久，愈能實際感受到數據的變化。

「哇！肌肉真的增加了！」

有位高齡病患經過我指導復健後，親眼見證自己的肌肉量增加，惶惶不安的表情立刻一掃而空，綻開喜悅的笑容。

此外，一如第三章為各位解說的提升肌力的效果，增加肌肉可治療久痛不癒及痠麻，也能改善身體狀況，效果相當顯著。

只要努力就會有結果，進而激發持之以恆的勇氣。

提升持續做體操熱忱的祕訣，便是努力有了回報，獲得「成就感」這項獎勵。

不要期待立竿見影的效果，日積月累慢慢進步，更能享受每天做體操的樂趣。

提高動力的祕訣2 啟動「想像力」

提升熱忱的祕訣還有一個。

那就是啟動「想像力」。

如果持續做體操改善了身體不適，恢復青春活力，請具體想像一下，「我想要做什麼？」

「如果持續做體操改善手臂痠麻的毛病，我想要緊緊抱著可愛的孫子。」

「如果我能活力十足地走路，我想要跟以前一樣，夫妻倆一起去享受溫泉旅行。」

「如果腰痛治好了，我想要打扮得漂漂亮亮地出門，到處去吃好吃的。」

「如果做體操能讓我的體型變得青春苗條，我絕對會去參加同學會。」
「如果身體狀況變好了，我想去國外旅行，一圓當初放棄的夢想。」

任何願望都可以。

不要想著負面的事情，而是盡量具體想像燦爛美好的未來。

「我想陪孫子玩得盡興。」
「溫泉就去別府吧。我們去住電視上看到的那間很棒的旅館。」
「我要穿上很久沒穿的最愛的和服出門。」

將自己想要嘗試的願望在腦海中具體呈現，興奮雀躍之餘，幹勁也更加倍。

建議將想見的人或想去的地方的照片貼在顯眼處。透過視覺隨時提醒大腦，更容易維持熱忱。

做體操提升肌力，就能做到這件事、可以去那裡、可以親身體驗那件事——反覆想著這件事，自然會十分樂意做體操。

寫下目標可提高實現機率！

將腦海中的各種想法實際寫下來，可使目的意識更加明確，自己也幹勁十足。

根據哈佛大學於一九七九年進行的調查顯示，對將來沒有目標的學生佔全體的八〇%以上；有目標但沒有寫在紙上的學生佔一〇%；有將目標寫在紙上的學生約三%。

十年後再追蹤調查這些學生，當時有目標但沒有寫在紙上的學生，平均年收入是沒有目標的學生的兩倍。再者，當初有將目標寫在紙上的學生，平均年收入甚至是其他學生的十倍左右。

只是將目標實際寫成文字，就能化作實踐目標的具體行動，並得到超出預期的結果。

請各位讀者務必將自己的願望如實寫下來。

當你提升了肌力，身心恢復青春後，接下來想要嘗試什麼？

結語
為所有高齡者加油打氣

我寫這本書的動機，是把這本書當成寫給年邁父母的情書。

希望他們能用自己的腰腿健康走完這一生——。

這不僅是我對父母的心願，也是對所有高齡者的誠摯心意。

話雖如此，像我這樣上有高齡父母的一代，實際上都「不願承認父母會老」，所以平時對待父母的態度也不甚親切。

不過，這只不過是變相的撒嬌，真正卻是比任何人都擔心父母。

如果讀者之中有人與我母親同個年齡層，你們的孩子應該和我有同樣的想法。

我平時接觸許多年長的病患，發覺身體的歪斜或不適症狀，就像一面反映個人生活習慣的鏡子。

自己的動作癖好、走路癖好、睡覺癖好、呼吸癖好……。各種癖好日積月累成了習慣，就會顯現在一個人的身體上。

根據我在整骨院工作二十多年的經驗，我甚至可以從「開門的時間段」、「開門的聲音」判斷進來的是誰。

可見生活習慣如何反映在一個人的身體與動作上。

「年紀大了，沒辦法……。」

這是整骨院的病患最常掛在嘴邊的話。

我每次聽到，一定會這樣告訴他們：

「年紀大了，確實有無能為力的部分。

但是，把一切歸咎於年紀大而心灰意冷，內心一旦有這種想法，別說於事無補，甚至有可能讓情況變得更糟。

因為人的身體狀況過了四十歲以後，就像搭下行電梯一樣一路下降，必須比年輕時候更注重保養才行。

因此，必須一步一步做些目前能力所及的事。」

肌肉不可能一朝一夕練成。關鍵在於養成日常習慣。

只要付出努力，一定會展現在肌肉上。

肌肉可說是「最老實的工作者」，不但使出渾身解數伸展收縮，還拚命支撐全身的動作。

若是讀者閱讀本書後激起一些動力，不妨當作自己受騙，試著持續三至四個月看看。

應該能發現上下樓梯比以往輕鬆許多。

我的經營理念是「本著安心及關懷，為顧客的十年後著想」。若是能藉這本書與諸位讀者長久結緣，將是我莫大榮幸。

最後，「掃黑健康操」是我累積二十多年的治療師經驗以及防護員經驗的集大成。我有自信，這是最適合中高年齡層有效養成增肌習慣的最佳方法。

我誠心希望所有高齡者都有強健肌肉做後盾，一輩子都不會跌倒，也不會臥床不起。

正確知識會守護我們的健康。

只要實行正確的體操、攝取正確的飲食，肌肉絕對不會騙人！

若是能讓讀者了解真相並且願意親身實踐，讓人生變得更燦爛美好，將是我莫大喜悅。讓我們為所有高齡者加油打氣——。

高子大樹

VU00144

每日一分鐘強化腰腿健康操
任何年齡都適用的七招體操，打造一生健步如飛的身體

作者—高子大樹（Takako Hiroki）
譯者—莊雅琇
主編—林潔欣
企劃—王綾翊
美術設計—bbcc 設計工作室
繪者—簡意紋
排版—游淑萍

第五編輯部總監—梁芳春
董事長—趙政岷
出版者—時報文化出版企業股份有限公司
一〇八〇一九臺北市和平西路三段二四〇號三樓
發行專線—（〇二）二三〇六—六八四二
讀者服務專線—〇八〇〇—二三一—七〇五
（〇二）二三〇四—七一〇三
讀者服務傳真—（〇二）二三〇四—六八五八
郵撥—一九三四四七二四時報文化出版公司
信箱—一〇八九九臺北華江橋郵局第九九信箱
時報悅讀網—http://www.readingtimes.com.tw
法律顧問—理律法律事務所 陳長文律師、李念祖律師
印刷—勁達印刷股份有限公司
一版一刷—二〇二一年七月十六日
定價—新臺幣三〇〇元
（缺頁或破損的書，請寄回更換）

時報文化出版公司成立於一九七五年，
並於一九九九年股票上櫃公開發行，於二〇〇八年脫離中時集團非屬旺中，
以「尊重智慧與創意的文化事業」為信念。

每日一分鐘強化腰腿健康操：任何年齡都適用的七招體操，打造一生健步如飛的身體 / 高子大樹著；莊雅琇譯 . -- 一版 . -- 臺北市：時報文化出版企業股份有限公司, 2021.07
面； 公分 . -
譯自：足腰は 1 分で強くなる！：毎日やれば寝たきりにならない
ISBN 978-957-13-9121-2（平裝）
1. 健身運動 2. 運動訓練

411.711 110009151

ISBN 9789571391212
Printed in Taiwan